MON CAHIER

YOGA MINCEUR

— SOPHIA LAURENT —

ILLUSTRATIONS
COUVERTURE : ISABELLE MAROGER
INTÉRIEUR : AUDREY BUSSI

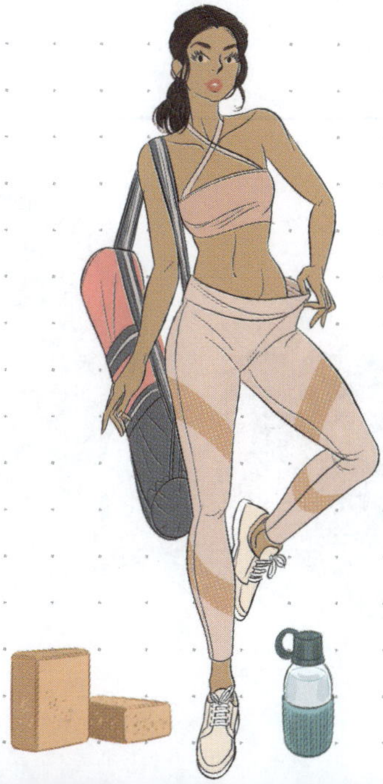

SOLAR EDITIONS

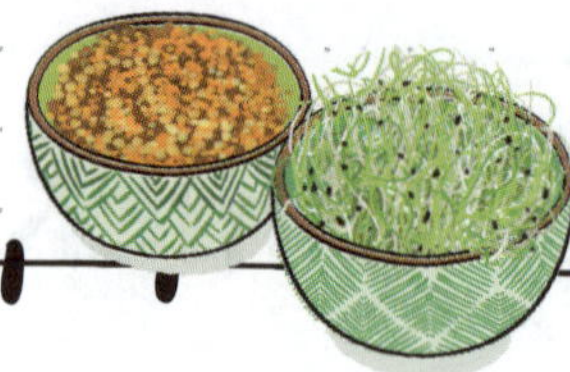

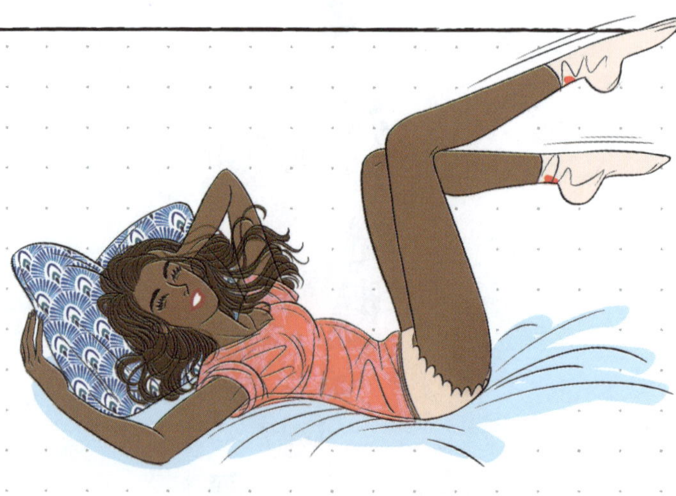

INTRODUCTION

Nous sommes nombreuses à souhaiter perdre nos petits kilos superflus afin de nous sentir plus légères et mieux dans notre peau. Pas toujours évident avec notre rythme superactif du quotidien qui nous fait zapper la salle de sport et nous contraint d'avoir recours à de la restauration rapide ou industrielle. Sans oublier les « apéros party » du vendredi soir avec les copines pour décompresser de la semaine !

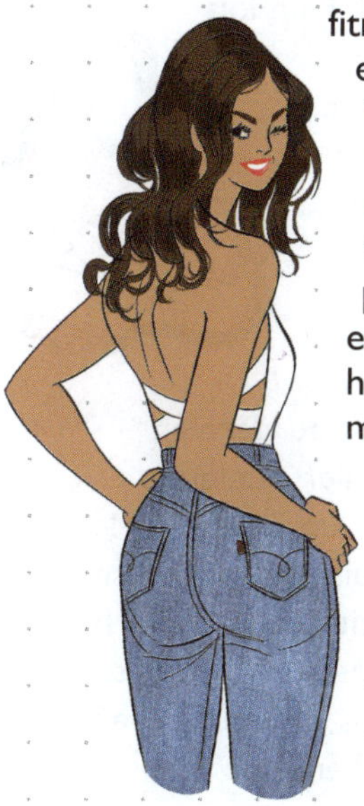

Vous aussi, vous avez essayé cinquante fois de vous mettre au running, au fitness ou à d'autres sports minceur apparemment efficaces, mais exigeants et douloureux, que vous avez abandonnés au bout de deux séances ? Vous avez testé de nombreux régimes intenables ou trop contraignants ? Vous avez envie de vous sentir sexy, rayonnante, bien dans votre corps et dans votre tête sans pour autant souffrir ni vous frustrer ? Alors ça tombe bien, ce programme est fait pour vous ! Le yoga minceur va vous permettre de vous affiner, mais aussi d'apprendre à aimer votre corps et à vous sentir bien dans vos baskets. Vous allez reprendre de bonnes habitudes dans votre assiette, combinées à une pratique de yoga dynamique pour brûler les calories superflues et retrouver un corps tonique !

Au programme : 6 semaines associant yoga minceur, alimentation saine et « rituels de self love ». Qui pense encore que le yoga ne peut pas faire mincir ? Après une phase de renforcement musculaire pour vous tonifier, des exercices cardio-brûle-graisses et des séances qui ciblent le corps zone par zone, vous ne verrez plus le yoga de la même manière. Et, tout en étant efficace, il vous donnera de l'amour. Car, oui, vous êtes magnifique !

TEST :

QU'EST-CE QUE LE YOGA MINCEUR VA M'APPORTER ?

Où en êtes-vous aujourd'hui vis-à-vis de votre corps ? Que devez-vous rééquilibrer au quotidien pour vous sentir bien et en harmonie avec vous-même ? Faites ce petit test qui vous aidera à comprendre comment le yoga minceur va vous soutenir pour réaliser vos objectifs !

C'est l'heure de la pause déj, super !

△ Vous avalez rapidement une salade en répondant aux derniers mails de la matinée, puis vous en profitez pour faire quelques emplettes histoire de prendre l'air et d'optimiser votre journée.

□ Entrée, plat, dessert oblige dans le resto *fancy* du quartier pour parler business ou se retrouver avec les collègues. Le déjeuner est votre plaisir de la journée : gourmandise et convivialité sont au rendez-vous !

○ Vous êtes la reine du tupperware, vous emportez avec vous les restes de la veille pour un repas équilibré et léger. Vous profitez de ce break pour caser une petite séance de sport et faire le vide.

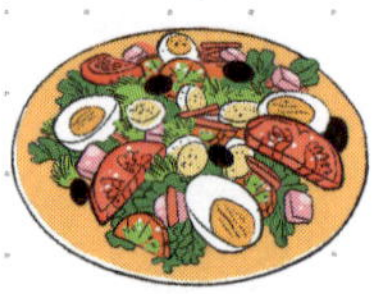

Le sport et vous c'est :

○ La base ! Vous avez un rapport addictif au sport. Impossible de vous en passer : vous dépenser fait partie de votre équilibre.

□ Incompatible ! Vous vous faisiez déjà de faux certificats médicaux pour sécher les cours de sport au collège. La transpi', non merci, vous êtes plutôt expo, ciné et littérature.

△ Régulier mais pas vital. Une fois par semaine avec votre meilleure amie, histoire de s'entretenir, bouger un minimum et passer du temps ensemble.

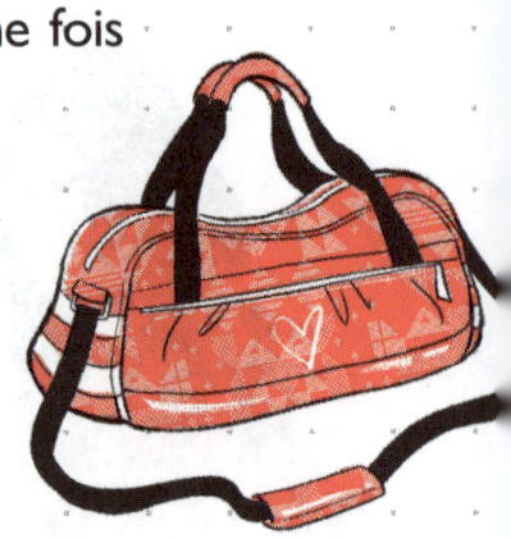

Le matin, vous êtes plutôt :

□ Alarm snoozer. Lever au dernier moment pour grappiller quelques minutes de sommeil, un café & go ! Vous emportez un biscuit dans le sac pour combler le petit creux de 10 h.

○ Tranquille. Le petit déjeuner c'est sacré, vous prenez le temps de vous réveiller et de faire le plein d'énergie avant de commencer la journée.

△ À jeun et cela vous convient très bien. Vous ne ressentez pas le besoin de manger au réveil, vous préférez patienter jusqu'à l'heure du déjeuner.

Coup de stress au bureau ou chagrin d'amour...

□ Crème glacée et pâte à tartiner, y a que ça de vrai !

△ Ça va passer, ça ira mieux demain.

○ Inspirez ! Expirez ! Vous vous connectez à votre appli préférée de méditation.

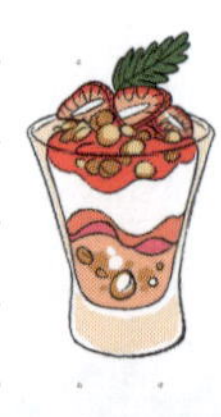

Avant de partir pour une virée du samedi soir, devant le miroir :

△ Vous avez une tête de déterrée, plus rien à vous mettre… Vous envoyez un sms à Carlota : « Je suis épuisée de ma semaine, on reporte pour un dîner toutes les deux. Bises ».

○ Toute en beauté après votre après-midi cocooning (bain, masque, épilation), vous vous sentez au top pour danser jusqu'au bout de la nuit.

□ Vous avez couru toute la journée pour remettre un peu d'ordre dans la maison… Vous changez de t-shirt et vous retrouvez les copains pour une raclette/pizza party !

Votre journée vacances de rêves :

○ Séance de yoga au lever du soleil, smoothie bowl puis rando dans les montagnes, massage de pieds pour terminer la journée.

□ Farniente, plage privée, cocktail & burrata : pas de violence, c'est les vacances.

△ Pas question de rater les spots incontournables de la région ! Lever tôt, sac à dos et guide du routard : on trouvera bien quelque chose de local à grignoter sur la route.

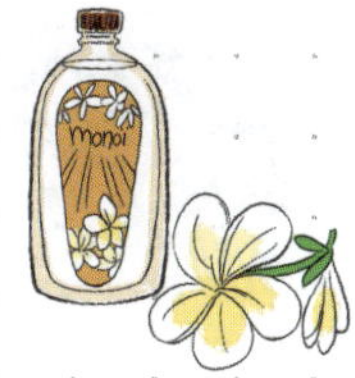

FAITES LES COMPTES !

○	□	△

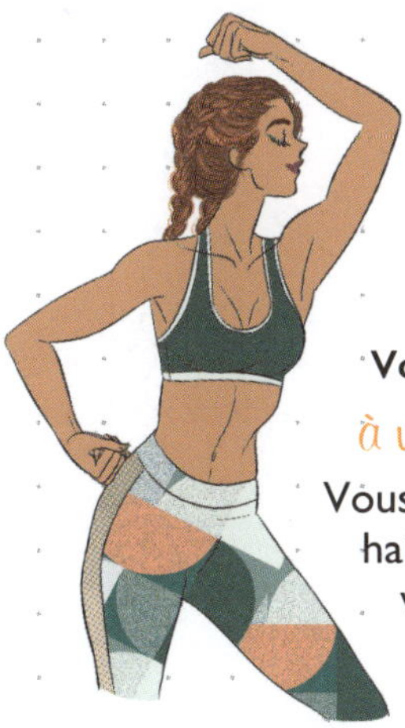

Vous avez une majorité de ○ : *Le yoga minceur va vous aider à vous fitter et retrouver la pêche !*

Vous avez plutôt un mode d'alimentation sain et équilibré, mais vous souhaitez tonifier votre corps, vous fitter ! Le yoga minceur est fait pour vous. Vous allez optimiser votre régime alimentaire et cibler les zones à affiner !

Vous avez une majorité de □ : *Le yoga minceur va vous aider à perdre vos petits kilos et mieux gérer vos émotions et réactions foodies !*

Au moindre coup de stress, vous descendez à la boulangerie choisir le maxi cookies aux amandes. Vous culpabilisez, vous vous dévalorisez… la spirale négative ! Le yoga minceur va vous permettre de vous apaiser. Gérer vos émotions, votre mental, votre estime de vous, tout en renforçant votre motivation vers votre objectif « healthy food minceur ». En même temps, les séances vont vous faire transpirer et mincir, pour un résultat optimal et durable !

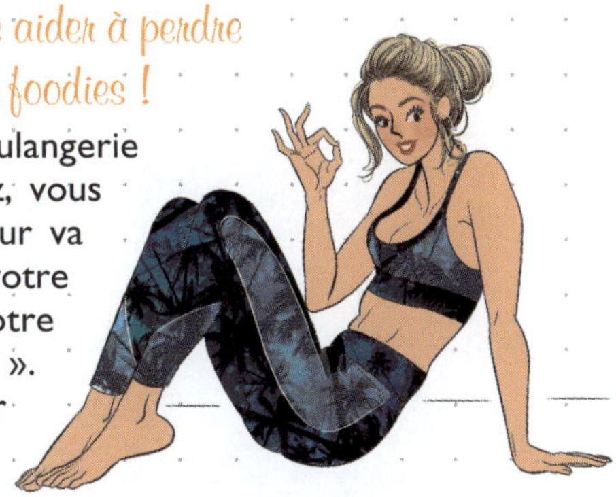

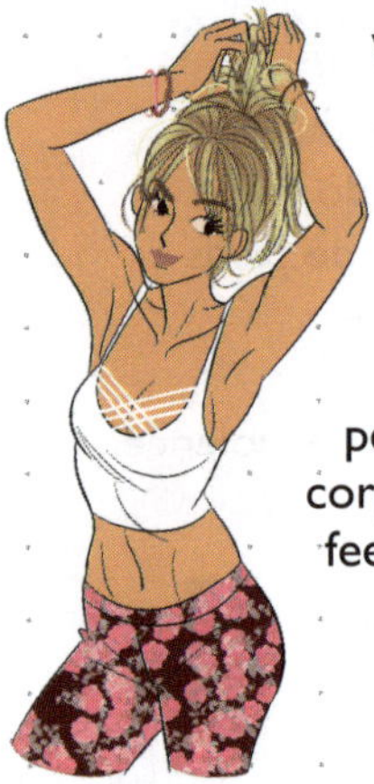

Vous avez une majorité de △ : *Le yoga minceur va vous aider à vous accepter et vous apprendre à aimer votre corps !*

Vous faites au mieux pour garder la ligne en faisant attention à ce que vous mangez et en pratiquant une activité physique régulièrement. Malgré tout, vous n'êtes pas satisfaite de vos résultats. Le yoga minceur ne vise ni la perfection, ni une taille 34. C'est une pratique qui va vous permettre de vous amincir, certes, mais surtout de mieux connaître votre corps, de l'explorer, de le chouchouter pour l'aimer encore plus ! Objectif : feel beautiful !

Chapitre 1

Let's do yoga !

« Comment le yoga, cette méthode méditative, pourrait-elle me faire mincir ? » Vous n'y croyez pas ? Vous êtes de celles qui pensent qu'il faut souffrir pour être belle ? Non, non, non. Ici, la philosophie, c'est plutôt : feel good & keep beautiful !

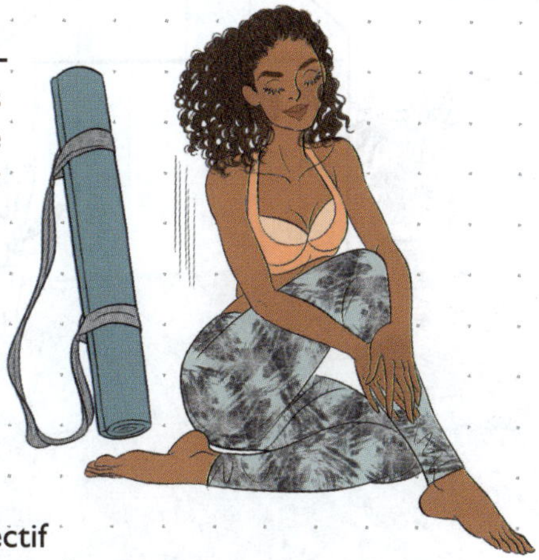

Le yoga, c'est quoi ?

Les origines du yoga remontent à la nuit des temps. Initialement, la pratique du yoga était principalement tournée vers la méditation et la spiritualité dans l'objectif de réunir l'âme individuelle à la pure conscience (Brahman), de se connecter avec le divin, le « grand tout », l'univers. La pratique des postures ne visait que cet objectif : se préparer au lotus, la fameuse posture assise stable et confortable de méditation, qui demande énormément de souplesse, pour ensuite atteindre « l'illumination ».

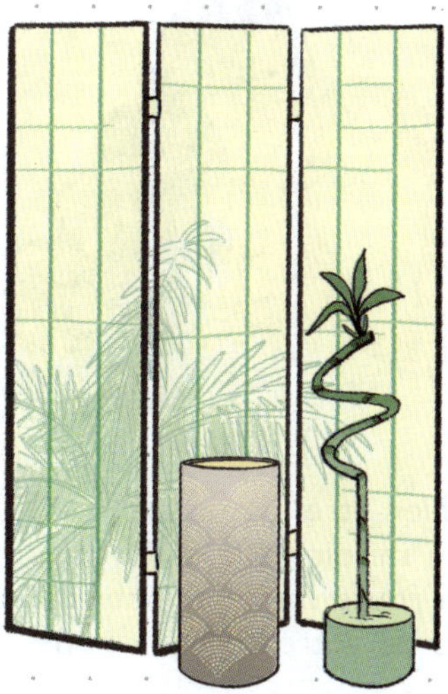

Le yoga dans ma vie de power girl

Le yoga arrive en occident dans les années 1960 aux États-Unis et en Europe. Les écoles et les styles se démultiplient, le yoga se modernise, s'adapte à nos corps et modes de vies occidentaux. Aujourd'hui, il se concentre principalement sur la pratique posturale, et certains le considèrent comme un sport comprenant une dimension feel good. Yoga pour transpirer, yoga pour se muscler, yoga pour se détoxifier ou encore pour se relaxer : il existe une multitude de styles adaptés à un objectif minceur. Mieux : contrairement à un sport classique, on ne se concentre pas seulement sur le corps et la perte de poids, mais on prend en compte l'aspect mental et émotionnel pour une approche globale, permettant d'obtenir de meilleurs résultats sur le long terme.

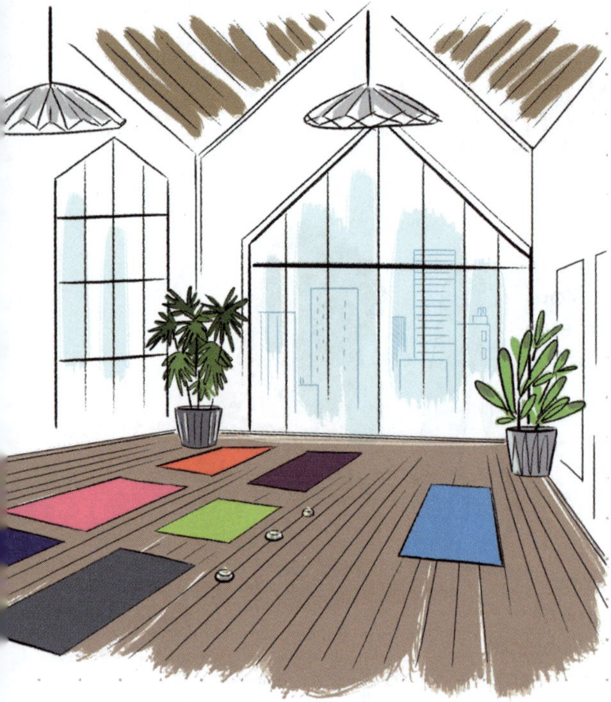

Au-delà, c'est tout un lifestyle feel good !

Eh oui, le yoga est bien plus qu'une tendance, ou un sport, ou une énième méthode minceur, c'est une réelle philosophie de vie. Le yoga se pratique autant sur le tapis qu'en dehors, tous les jours, dans notre quotidien. Le yoga va vous soutenir pour vous aider à mieux gérer vos émotions, souvent responsables d'une alimentation non adaptée, tout en posant les bases d'une relation apaisée et bienveillante à votre corps : en effet, non seulement il agit sur le système nerveux et apaise le corps, mais c'est aussi tout un lifestyle et tout un travail de développement personnel pour développer plus de conscience (dans vos actions, vos choix, vos relations), à vous tourner vers votre intériorité, à vous mettre à votre écoute. Le yoga, c'est tout simplement retrouver un esprit sain dans un corps sain, car l'un ne va pas sans l'autre. Et c'est là toute la subtilité !

Un moment pour prendre soin de moi, me découvrir et m'aimer

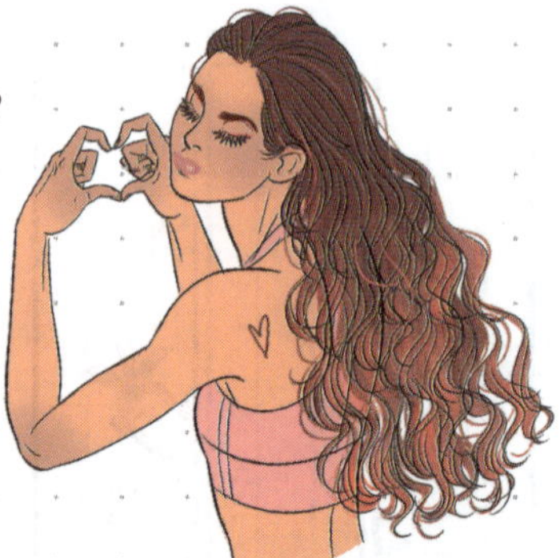

Yoga signifie « union », en sanskrit. Unir le corps et l'esprit ? Unir le mouvement et la respiration ? Unir le soi et le tout ? À vous de trouver votre propre version, car chaque pratique est unique. C'est un moment intime entre vous, votre corps, votre esprit et votre âme. Lorsque vous déroulez votre tapis, c'est comme un rendez-vous avec vous-même, un moment privilégié rien que pour vous, pour vous redécouvrir, vous surprendre et vous aimer un peu plus, tout en acceptant avec tendresse vos défauts et vos limites. Séance après séance, vous allez changer de regard sur votre corps : vous allez apprendre à l'apaiser grâce à la respiration, vous allez découvrir ses capacités et tout le bien-être qu'il peut vous apporter. Vous allez aussi le voir changer dans le miroir et le sentir plus souple, délié, fort et dynamique. Il se pourrait bien alors que sur la route vers votre objectif minceur vous découvriez un bénéfice plus important : le bien-être de votre corps et votre fierté de l'habiter !

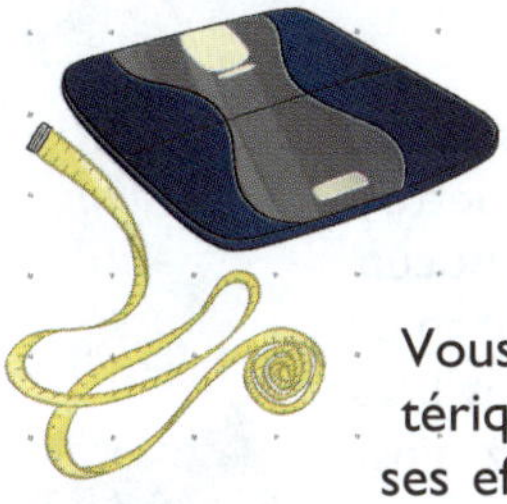

Du yoga qui fait mincir, is it true ?

Vous pensez que le yoga est réservé aux mamies, pas du tout fait pour une fille active comme vous qui ressent le besoin de se dépenser ? Vous avez peur de vous ennuyer ou de devoir subir tout un sermon ésotérique ? Attention, surprise : le yoga peut être très intense et exigeant, et ses effets minceur sont visibles et incontestables !

Les 6 preuves que le yoga fait mincir et donne une jolie silhouette !

Il fait bouger et brûle des calories

La pratique du yoga peut être très intense, voire cardio : on peut être bien essoufflée lorsqu'on enchaîne les postures en continu. Ce qui va nous permettre de transpirer, de brûler les graisses (le carburant de l'effort) et de détoxifier le corps. Absolument tout le corps est sollicité, ce qui démultiplie la demande énergétique et brûle d'autant plus de calories !

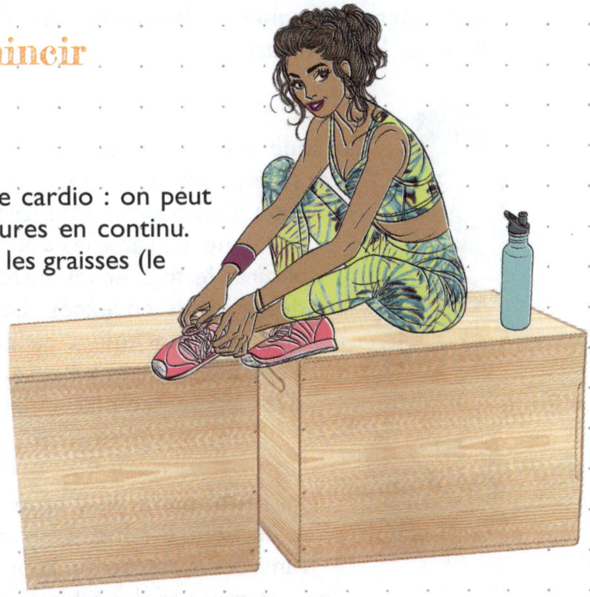

Le cardio(vasculaire), c'est quoi ?

C'est une activité de longue durée sollicitant le système cardiaque et respiratoire en augmentant leur rythme naturel. On reconnaît ce type d'activités par leur capacité à vous essouffler : le running, le vélo, la corde à sauter sont des activités cardio, tout comme certains yogas dynamiques. Le cardio permet d'améliorer les fonctions vitales en les activant et en les entraînant lorsque tout le corps est en action, et ainsi de rester en bonne santé. Les entraînements cardio permettent aussi de gagner en endurance et de brûler les graisses efficacement. *Last but not least*… le cardio rend heureux ! Lorsque vous faites du sport, vous libérez des endorphines qui vous donnent une sensation d'euphorie et une grande motivation. Démarrez votre journée par une séance de yoga dynamique pour vous sentir totalement reboostée et mener comme une queen vos projets pro et perso !

Il étire le corps, créant un effet de massage drainant

La pratique du yoga va vous permettre de solliciter la circulation de votre sang et de stimuler votre système lymphatique. En effet, lors des postures d'inversions, où l'on se place la tête en bas, la circulation du sang et de la lymphe est boostée, ce qui stimule ces deux systèmes. Un système lymphatique optimal draine les déchets et les toxines du corps et absorbe les graisses dans le tube digestif, puis les diffuse dans le flux sanguin en fonction des besoins de l'organisme. C'est donc un formidable système de détoxification et de nettoyage interne qui va vous soutenir dans le processus minceur !

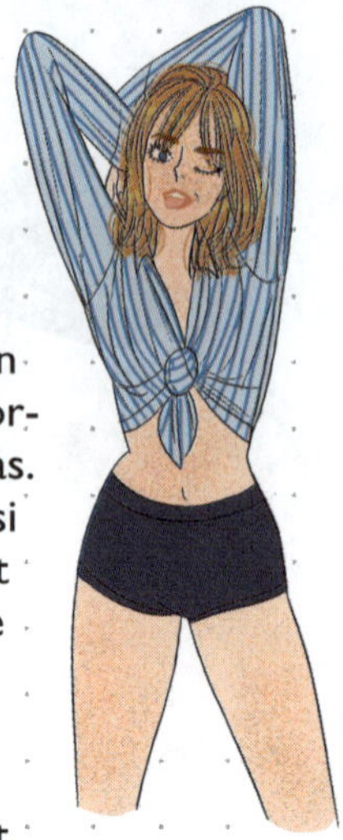

Il muscle, tonifie et dessine la silhouette !

Les postures prolongées permettent de solliciter et de tonifier les muscles profonds du corps. Ce sont ceux qui gainent le corps et créent une silhouette aux muscles fins et dessinés, parfait pour se sculpter un sexy body ! Aucun autre sport ne permet ce travail si subtil. Le yoga permet également de renforcer et tonifier tous les muscles du dos, des abdominaux, des jambes, des bras. Absolument tout le corps est sollicité dans les postures. Vous pouvez ainsi muscler vos jambes, vos fesses et vos bras grâce à des postures qui sollicitent spécialement ces zones et leurs muscles. À vous un corps équilibré et une silhouette harmonieuse !

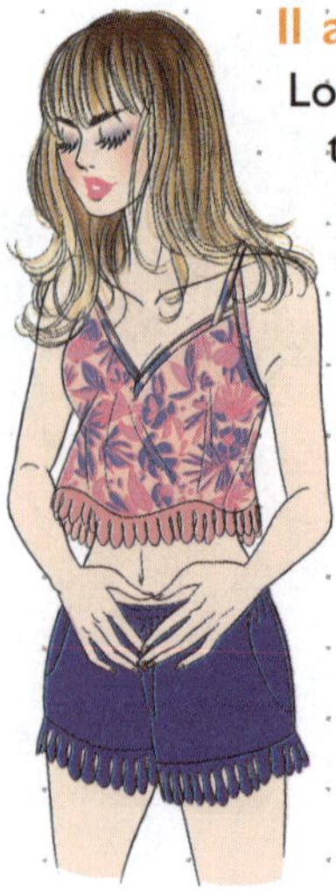

Il aide à mieux digérer

Lorsque vous tournez votre buste, les organes digestifs sont torsadés, comme essorés, puis massés grâce à l'ajout de la respiration. Ces postures de torsion sont idéales pour une meilleure assimilation des aliments, car elles vont stimuler les organes internes comme la vésicule biliaire, le foie et les intestins pour favoriser l'élimination des liquides et des graisses en excès. Lorsque votre appareil digestif est performant, il élimine efficacement ce dont votre corps n'a pas besoin, afin de ne pas l'encrasser. Vous vous sentez donc plus en forme et plus légère… et vous avez un ventre plat !

Il donne un effet ventre plat !

Fini les abdos type « crunchs » qui provoquent des poussées abdominales et un ventre rond. Le yoga va vous permettre de travailler les muscles transverses, la couche la plus profonde des abdominaux. Eh non ! ce ne sont pas les muscles des tablettes de chocolat (les muscles superficiels) qui font le ventre plat, mais bien les muscles profonds qui, tonifiés, agissent comme une gaine pour serrer le ventre et le rentrer ! Bref, le yoga vous maintient en gainage constant, parfait pour le ventre plat !

Il donne envie de manger plus sain !

Eh oui ! Le yoga nous amène vers plus de subtilité. Plus votre corps se purifie, plus il aura envie d'une alimentation saine et fraîche. Rien de sorcier : les séances apportent tellement de bien-être que ça donne envie de prendre soin de soi dans tous les domaines, et notamment l'alimentation !

Surtout : le yoga nous rend fière de notre corps !

Le yoga va vous réconcilier avec votre corps. En le pratiquant chaque jour, vous vous accordez un instant de *self love* et de *self care*. C'est une nouvelle rencontre avec ce corps qui vous porte depuis des années et que vous oubliez ou négligez parfois. Vous allez vous rendre compte à quel point il est fort et beau, et réaliser ce qu'il vous permet de faire chaque jour :

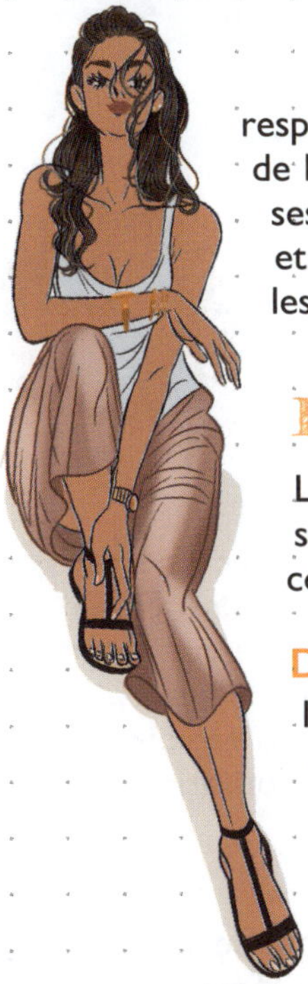

respirer, digérer, bouger, faire battre votre cœur. Dites-vous que l'esthétique de la posture n'a aucune d'importance car, ce que vous recherchez, ce sont ses bienfaits. Alors arrêtez de juger votre corps et commencez à honorer et respecter ses capacités et ses limites. Petit à petit, vous allez maîtriser les postures avec plus d'aisance, de quoi vous rendre fière !

Le yoga minceur, comment ça marche ?

Le yoga minceur est une méthode complète qui se compose de différents styles de yoga pour plus d'efficacité, tout en restant à l'écoute de notre corps.

Du yoga *vinyasa* pour brûler des calories…

Il s'agit d'un yoga dynamique où les postures s'enchaînent les unes après les autres sous forme de flow, comme une minichorégraphie. C'est un rythme soutenu et cardio qui va permettre de brûler des calories, transpirer et détoxifier le corps. Le *vinyasa* est un yoga qui favorise le gainage, le renforcement des bras et des abdominaux, grâce à la posture de la planche très souvent répétée.

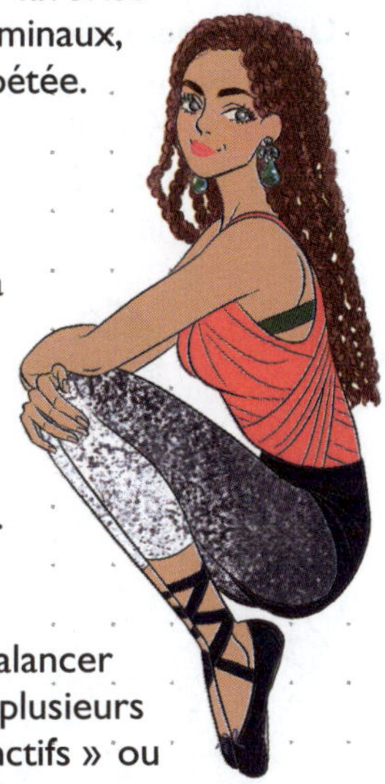

Du *hatha* yoga, la base de tous les yoga, pour se muscler et tonifier la silhouette…

Les postures sont tenues plus longuement (environ 1 min), ce qui va permettre de muscler différentes parties du corps et de cibler les zones à affiner. Le *hatha* yoga permet de se concentrer sur les alignements et ainsi apprendre à bien réaliser les postures pour en retirer tous les bienfaits en toute sécurité. Une pause est accordée entre chaque posture pour ressentir son effet et laisser au corps un temps de neutralité.

Un zeste de *yin yoga*, pour apaiser les émotions

Ce yoga plus récent a été créé dans les années 1980 pour contrebalancer nos vies très actives. Il est très doux, avec des postures maintenues plusieurs minutes pour agir sur les tissus profonds, aussi appelés « tissus conjonctifs » ou « *fascias* ». Ces derniers sont directement liés au système nerveux, ce qui va mener à une détente profonde. Pour aider au relâchement du corps, on utilise des accessoires tels que des coussins, des briques en liège, des couvertures, ce qui offre une atmosphère très cocooning. Le *yin yoga* va vous permettre de vous apaiser et de calmer vos émotions (dont le stress) qui peuvent être responsables d'une prise de poids ou d'une mauvaise alimentation. Un parfait complément des deux techniques de yoga précédentes pour agir sur l'origine des petits kilos en trop !

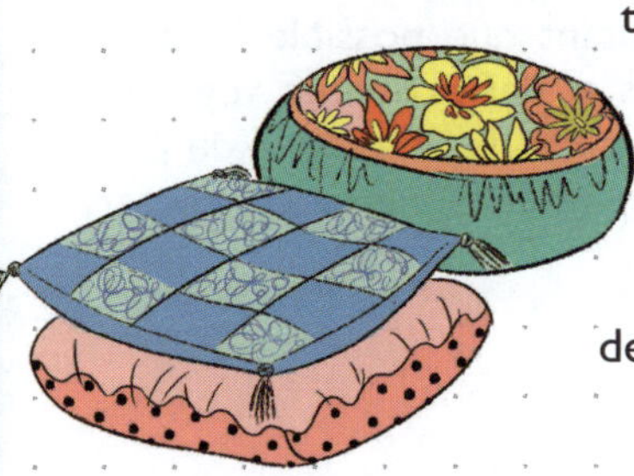

Sans oublier une alimentation healthy…

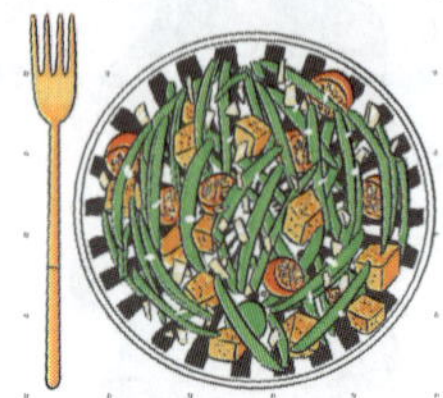

L'alimentation va jouer un rôle essentiel dans votre perte de poids. Les kilos en trop sont souvent dus à une alimentation trop abondante par rapport aux besoins énergétiques réels ou à une alimentation déséquilibrée : trop grasse, trop salée, trop sucrée ou trop industrielle. Bien sûr la morphologie, les hormones ou encore la santé peuvent aussi entrer en jeu. Si vous en ressentez le besoin n'hésitez pas à consulter un spécialiste de la diététique ou de la naturopathie.

Une phase de détox

La méthode yoga minceur commence par un nettoyage de l'organisme avec une détox à base de jus vitaminés (voir p. 45), qui va purifier notre système digestif et ainsi casser nos mauvaises habitudes ! L'objectif est de laisser le système digestif au repos pour repartir à zéro tout en faisant le plein de vitamines, de minéraux, de fibres et d'antioxydants. L'effet diurétique va également aider à drainer les toxines. En quelques jours, vous retrouvez alors une sensation de légèreté et de vitalité qui va booster à fond votre motivation et vous donner l'envie de manger sain par la suite !

Une alimentation légère et digeste

Nous avons tendance à manger beaucoup plus que nécessaire par gourmandise, par habitude ou par convivialité. Il faut savoir que la digestion demande énormément d'énergie pour le corps (entre 10 et 20 % de notre énergie totale). Tout ce qui n'est pas utilisé immédiatement par le corps ou éliminé va être stocké et alimentera nos jolies poignées d'amour… Alors, pour soutenir et décupler les effets de notre pratique du yoga, nous allons veiller à manger les bonnes quantités et préférer des aliments qui se digèrent facilement. Cela nous oriente donc vers une alimentation végétarienne (voir p. 62) qui nécessite trois fois moins d'énergie par rapport à une alimentation à base de viande et de poisson. Une bonne digestion est égale à une bonne assimilation des nutriments et un meilleur tri des déchets de la part de nos organes internes. Lorsque vous mangez léger, vous ne stockez pas de graisses et vous avez plus d'énergie pour bouger et faire du sport !

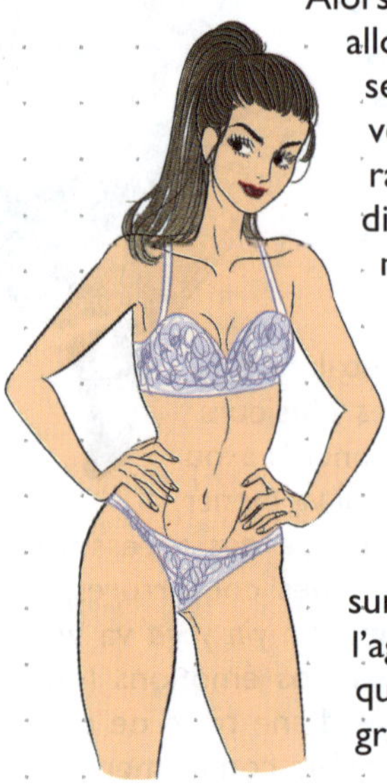

Une alimentation nourrissante et équilibrée

Manger léger ne signifie pas se laisser mourir de faim en n'avalant qu'une pomme dans la journée. Vous avez besoin de force et d'énergie pour vivre à fond votre journée de girl power ! Misez donc sur des aliments frais, non transformés, autant que possible issus de l'agriculture biologique, sur de bons glucides et des protéines végétales qui vont vous rassasier et booster votre vitalité. Tout au long du programme, vous retrouverez des recettes simples et rapides à concocter.

Et, pour finir, des outils d'*empowerment* et de *body positive*

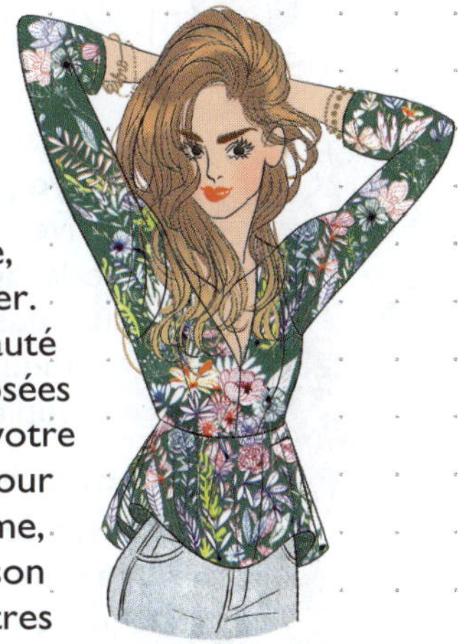

Vous aurez beau faire tous les régimes du monde, avoir recours à de la chirurgie esthétique, vous vêtir des plus luxueux vêtements, si vous ne changez pas la vision que vous avez de vous-même, vous risquez d'être toujours insatisfaite. La beauté version magazine et Photoshop est *has been*, tout comme la minceur à tout prix (notamment au prix de troubles alimentaires et de privations). Votre corps possède une constitution spécifique, une morphologie, un squelette et des caractéristiques que vous ne pourrez pas changer. Vous êtes parfaite telle que vous êtes ! Et, surtout, vous avez une beauté unique ! Tout au long du programme yoga-minceur vous seront proposées des petites expériences et des rituels pour apprendre à changer votre regard sur votre corps, pour vous aimer et vous accepter. Bref, pour reprendre en mains votre pouvoir, vous affirmer en tant que femme, être forte dans votre tête, libre dans votre corps. Faire dépendre son estime de soi de l'approbation de la société et du regard des autres sur votre apparence, c'est ter-mi-né !

C'est quoi l'*empowerment* ?

C'est une notion de développement personnel qui va vous permettre de reprendre « votre » pouvoir et de découvrir comment y accéder. Notamment, en vous libérant de schémas mentaux et de conditionnements qui influencent le regard que vous portez sur vous devant le miroir :

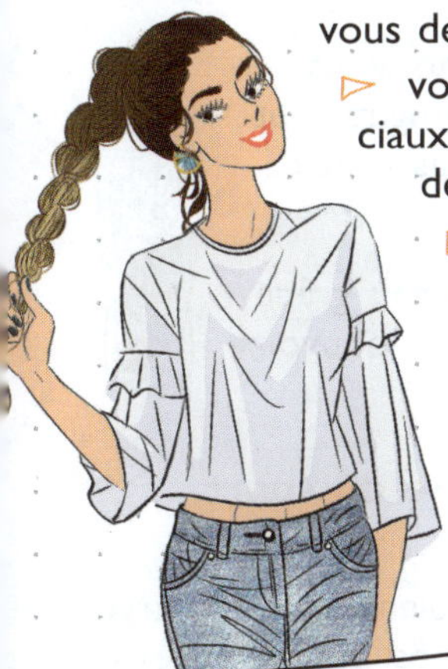

- vos complexes, forgés dans l'enfance ou l'adolescence. Des moments cruciaux de notre développement où nous avons toutes subi des moqueries, des jugements ;
- vos conditionnements sexistes véhiculés par la société. En tant que femme, votre rapport au corps et à la féminité peut être parfois compliqué et la confiance en soi mise à mal. L'*empowerment* c'est se libérer des injonctions à correspondre à ce qu'une femme « bien » doit être ou pas (attirante mais pas vulgaire, sage et discrète mais pas transparente…) ;
- les diktats de beauté. Notre regard s'est habitué à des standards de beauté qui nous ont été imposés. Une beauté sexualisée par le regard masculin. Bye bye les heures passées à se lisser les cheveux pour être dans la norme, la fameuse taille 36 ou les talons de 12 cm sexy ! Laissons cela au cinéma et aux catwalks et soyons enfin nous-même ! Exprimons notre féminité, notre corps, nos formes, notre peau, nos cheveux, soyons fières d'être femmes ! Soyez fière d'être vous !

Post it mantra
« Soyez vous-même, les autres sont déjà pris. » Oscar Wilde

En mode positive attitude !

Le yoga permet également de développer la pensée positive : voir le verre à moitié plein plutôt qu'à moitié vide. Finies, les pensées négatives, dévalorisantes et les ruminations

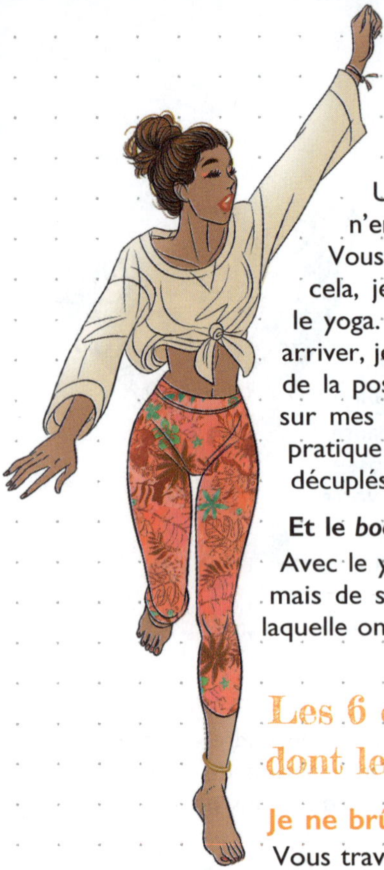

à longueur de journée. Votre vision de votre corps et de votre vie peut complètement changer si vous modifiez votre façon de penser. Un exemple tout simple : vous êtes dans une posture intense, vous n'en pouvez plus, vous n'appréciez pas la sensation d'effort physique. Vous pouvez vous décourager (« C'est horrible, pourquoi je m'inflige cela, je suis complètement folle ! »), stopper la séance et abandonner le yoga. Ou bien vous pouvez vous répéter un mantra positif (« Je vais y arriver, je suis forte, je crois en moi ») ou vous concentrer sur les bienfaits de la posture (« Cette posture va me permettre de me sentir plus forte sur mes jambes, de me sentir plus légère »). Et alors, croyez-moi, votre pratique de yoga ne sera pas la même, et les bienfaits des postures seront décuplés. C'est ça l'*empowerment* grâce à la positive attitude !

Et le *body positive* dans tout ça ?

Avec le yoga minceur, l'objectif n'est pas d'obtenir la minceur à tout prix, mais de se sentir bien et belle dans son corps. Atteindre la forme dans laquelle on se sent bien !

Les 6 causes des petits kilos en trop et la façon dont le yoga minceur va les supprimer

Je ne brûle pas assez de calories

Vous travaillez toute la journée assise devant votre écran, vous rentrez chez vous en transport ou en voiture ? Vous mangez peut-être plus que les apports journaliers recommandés et vous ne brûlez pas tout ce que vous mangez ? Vous manquez tout simplement d'activité physique.

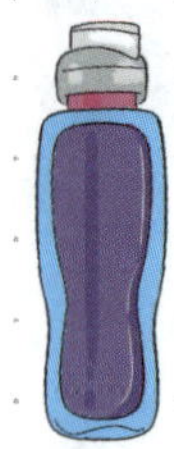

Le yoga minceur va vous faire bouger, et même transpirer pas mal, grâce à un programme cardio-brûle-graisses (voir p. 53). Vous allez également pouvoir rééquilibrer votre dosage alimentaire et calorique.

Je ne trouve pas la motivation pour faire du sport, je suis toujours fatiguée

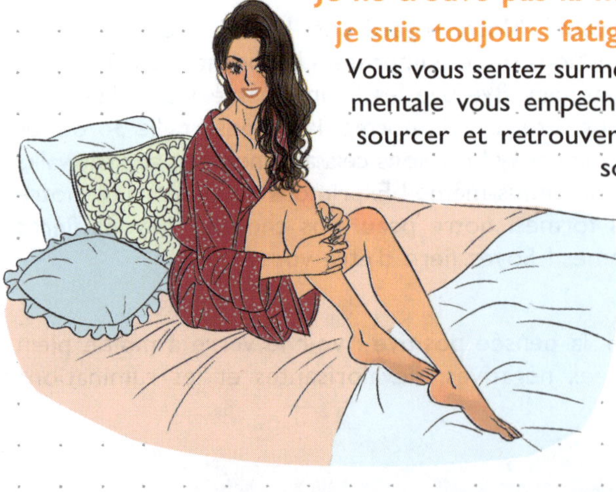

Vous vous sentez surmenée dans votre quotidien et votre charge mentale vous empêche de prendre du temps pour vous ressourcer et retrouver de l'énergie ? Que votre alimentation soit équilibrée ou pas, vous n'avez pas le temps de faire du sport et ne brûlez pas assez de calories. Pire : la fatigue vous pousse à manger et freine les dépenses de votre métabolisme (il se met en mode économie d'énergie), renforçant le problème !

Le yoga minceur va vous permettre de retrouver de l'énergie grâce à la détox (voir p. 45) qui va éliminer les toxines et aux exercices de respiration (voir p. 20) qui vont activer votre énergie vitale (l'oxygène étant le carburant de tout notre corps, ça aide) et libérer votre mental. Prendre du temps pour vous, revenir à soi, vous cocooner est la clé pour vous ressourcer ; le yoga est ce qu'il vous faut !

Je mange trop

Vous êtes gourmande, la nourriture est une source de plaisir qui anime et rythme vos journées et vous fait oublier les petits soucis du quotidien ? Des petits moments de douceur, réconfortants, qui vous donnent des repères. Vous avez tendance à vous diriger vers des aliments trop gras et trop sucrés (chocolat, pizzas), réconfortants (ils activent le circuit de la récompense dans le cerveau) mais peu rassasiants ? De ce fait, on en veut encore et encore. Le fort apport en calories et en sucres devient difficilement assimilable par le corps ; qui finit par le stocker et créer de l'amas graisseux. Typiquement, la culotte de cheval et les poignées d'amour mignonnes !

Le yoga minceur et ses sections feel good (voir pp. 49, 67, 80 et 93) vont vous aider à calmer les émotions souvent à l'origine des fringales et du grignotage.

Je mange mal

Vous n'êtes pas la reine de la cuisine, vous manquez parfois de créativité ou de temps pour vous mettre aux fourneaux et vous avez tendance à consommer du tout-fait voire de la junkfood ou des plateaux-télé ? Les plats industriels sont modifiés fortement pour pouvoir augmenter la durée de vie et la conservation des aliments. Pour compenser la fraîcheur et le goût, les saveurs sont renforcées par l'ajout de sel, mélangées à du sucre qui créent un effet addictif. C'est le retour du combo fort taux de calories et apport nutritif faible, et en plus vous n'êtes jamais rassasiée ! Sans oublier les doses de colorants, conservateurs et texturants qui ajoutent à votre corps du travail pour éliminer ces toxines. Quand il ne parvient pas à tout traiter, il stocke. Une alimentation riche en graisses saturées et sucres rapides favorisera la formation de capitons, d'où l'effet peau d'orange.

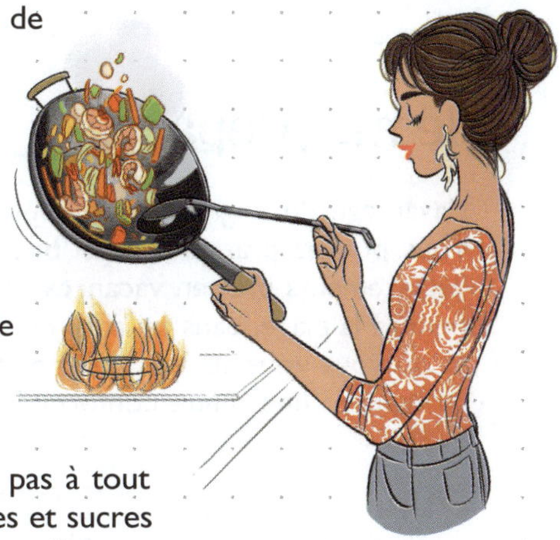

Grâce au yoga minceur, vous allez vous remettre sur les bons rails avec un programme food détox (voir p. 45) associé au yoga. Vous allez pouvoir vous inspirer des recettes healthy (voir p. 46-47, 65-66, 79-80 et 93) proposées et découvrir une nouvelle alimentation saine, mais aussi très simple et rapide à préparer.

Je fais de la rétention d'eau, j'ai une mauvaise circulation lymphatique

Lorsque la circulation lymphatique n'est pas bonne, c'est-à-dire si vous avez un mauvais drainage, de l'eau s'infiltre dans les cellules graisseuses compactées. Elle s'accumule et stagne dans les tissus, provoquant un effet de silhouette gonflée souvent incohérente avec votre alimentation.

Grâce à des séances tonifiantes centrées sur l'activation de la circulation (voir p. 66), le yoga minceur va vous aider à drainer votre organisme et à résoudre ces petits problèmes.

J'ai une digestion et un transit qui m'empêchent d'éliminer correctement

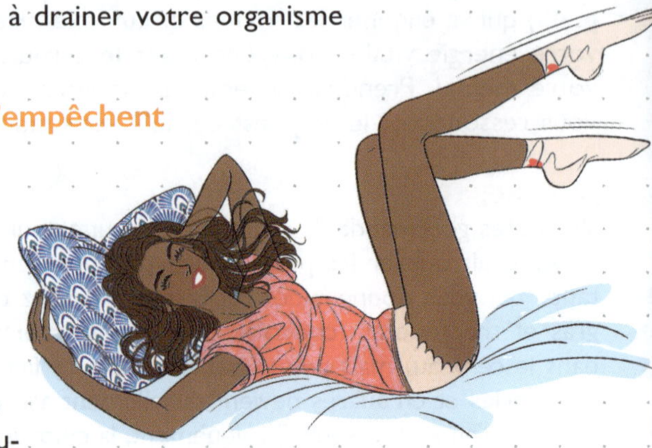

Après le choix de nos aliments, la digestion est le second élément clé de la minceur. Elle permet de décomposer, transformer, et assimiler les aliments. Une mauvaise digestion provoque des douleurs, de la fatigue, des gonflements, et favorise le stockage et le surpoids. Côté silhouette, ça ne pardonne pas : ventre arrondi ou ballonné et accumulation de graisse autour de l'abdomen.

Cumulées à des séances et tips spécial digestion (voir p. 36), les recettes du yoga minceur vont vous aider à trouver les aliments nécessaires à une bonne assimilation des nutriments pour retrouver un bon confort digestif et un ventre plat.

Je me prépare !

L'avantage du yoga est que vous n'avez pas besoin de beaucoup d'espace, ni de matériel. Vous pouvez pratiquer aussi bien chez vous (même dans un microstudio) que lors de vos déplacements pro, en vacances ou en weekend. Vous pouvez réaliser votre séance en extérieur, à la plage, dans un parc ou dans votre jardin : partout, tout le temps ! Où vous voulez et où vous vous sentez bien pour un effet bien-être décuplé ! Tout ce qu'il vous faut, c'est un tapis et une tenue confortable !

Quel matériel choisir ?

Mon petit tapis

Pour débuter, nous vous conseillons de choisir une épaisseur standard de 4,5 mm pour être à l'aise tout en sentant bien le contact avec le sol. Si vous êtes particulièrement sensible, vous pouvez choisir un tapis de 6 mm d'épaisseur. Veillez à ce que votre tapis soit antidérapant pour qu'il ne bouge pas au sol et que vous ne glissiez pas dessus.

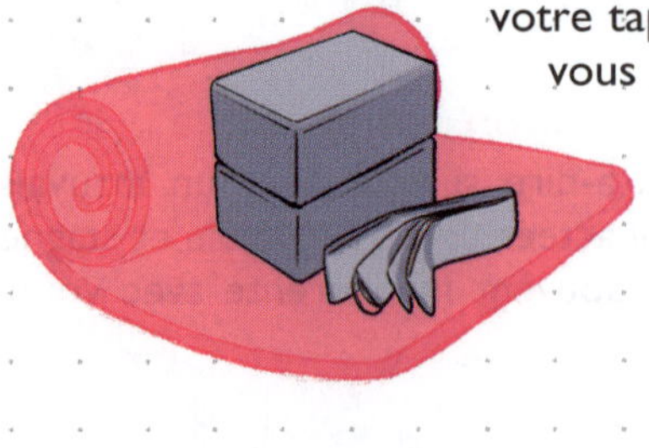

Si vous avez tendance à glisser parce que vous transpirez des mains, préférez les tapis en jute ou en velours/peau de pêche, des matières plus adaptées que le PVC et le latex des tapis classiques.

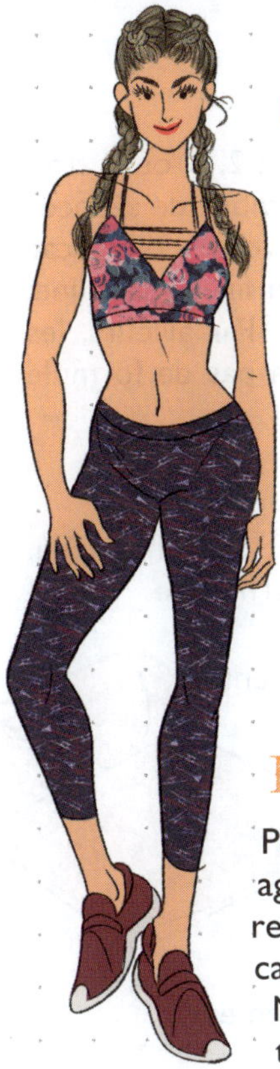

Les blocs ou briques (facultatif)

Vous aurez peut-être besoin d'un ou deux blocs de yoga (briques en liège) pour bien adapter les postures en fonction de votre morpho ou bien pour tenir l'équilibre. Vous pouvez remplacer ces blocs par de gros livres (dicos, encyclopédie) ou ce que vous avez sous la main.

Les autres accessoires

Le *yin yoga* (voir p. 11) demande un peu plus d'accessoires pour l'effet douceur et cocon, mais rien qu'on ne puisse remplacer par des objets de la maison. Il vous faudra une couverture, un bolster, long coussin tubulaire de yoga (ou deux gros coussins), des sangles de yoga (ou un foulard) et à nouveaux deux blocs/briques (ou livres). Vous pouvez même tout à fait pratiquer le *yin* directement dans votre lit si vous en avez envie !

Et ma tenue ?

Pour le yoga dynamique, privilégiez une tenue légère avec des matières agréables, souples et confortables, car vous allez avoir chaud et transpirer. Les legging et t-shirt ou brassières de sport près du corps sont idéals, car ils permettent des mouvements libres et amples. On pratiquera pieds nus. N'hésitez pas à garder près de vous un pull, des chaussettes et une couverture pour la relaxation finale, car le corps a tendance à se refroidir assez vite.

Je planifie mes séances !

Le savez-vous ? Le secret de la réussite est la régularité. Il s'agit pour cela de planifier à l'avance vos séances et de vous y tenir. Si vous attendez d'avoir du temps pour vous occuper de vous, votre pratique risque d'être toujours repoussée ! Votre to-do liste est longue, vous avez sûrement beaucoup de choses à faire, mais pendant ces 6 semaines de yoga minceur, la priorité, c'est vous et le yoga !

Quand les caler dans mon agenda ?

Pratiquer le matin est une bonne option pour en être libérée le reste de la journée. De plus, cela vous mettra de bonne humeur dès le réveil et améliorera votre concentration et votre efficacité au travail. Mais il est possible de pratiquer à toute heure, selon ce qui est le plus pratique pour vous. Pensez à caler vos séances avant les repas, car il est nécessaire de pratiquer le ventre vide. N'hésitez pas à répartir vos séances entre la semaine et le weekend, afin d'aménager au mieux votre emploi du temps sans que vos trainings ne représentent une contrainte. Voyez-le comme votre plaisir du jour ou votre rendez-vous bien-être !

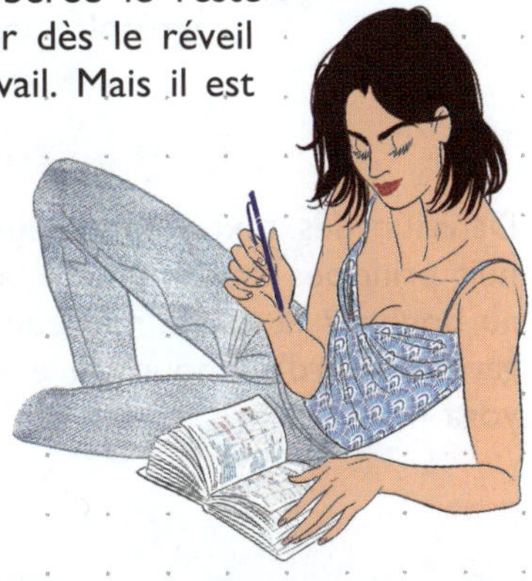

La règle pour obtenir des résultats : être régulière !

En fonction de vos objectifs minceur et de votre emploi du temps, planifiez 2, 3 ou 4 trainings par semaine : c'est à vous de choisir, sachez seulement que plus le nombre de séances sera élevé, plus l'effet minceur sera là. Attention, il est très important de vous y tenir, car c'est un engagement avec vous-même pour laisser place au changement. En fin de semaine, lorsque vous aurez rempli votre part du contrat, vous serez fière de vous. Par ailleurs, les effets sur le corps n'apparaissent que si les séances sont régulières. Il n'y a pas de formule ni de potion magique pour mincir, la seule décisionnaire, c'est vous !

Comment rester motivée ?

- **En constatant les résultats !** Tout est dans le mental comme on dit ! Et ça tombe bien, la combinaison « alimentation healthy & training yoga cardio » va vous permettre de voir rapidement des résultats.
- **En savourant les petites victoires !** Le véritable secret c'est tout simplement de croire en vous, de prendre conscience que vous êtes capable de changer et de vous améliorer. Vous allez devoir tester votre résistance aux envies gourmandes, aux craquages ou aux moments de flemme qui se présenteront forcément. Vous pouvez résister, car vous êtes forte, déterminée et que rien ne peut vous arrêter dans la quête de vous-même ! À l'inverse, ne vous forcez pas au point de vous faire mal ou de vous dégoûter. Une seule séance désagréable peut saper la motivation entretenue durant toute une semaine. Allez-y doucement, mais sûrement, et la spirale positive de la motivation vous soutiendra !
- **En pratiquant !** Plus on pratique, plus on a envie de pratiquer !

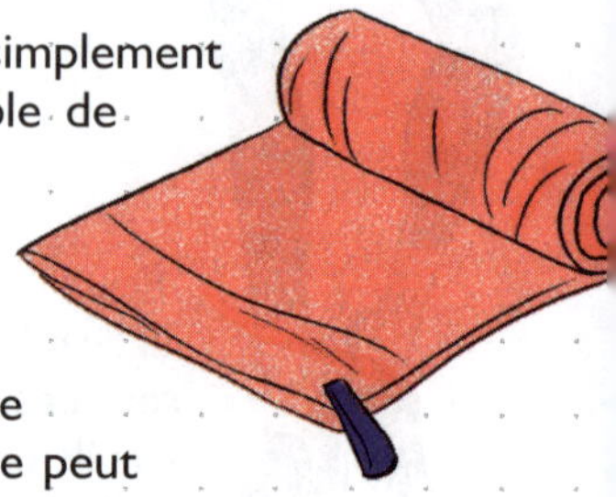

J'apprends les bases

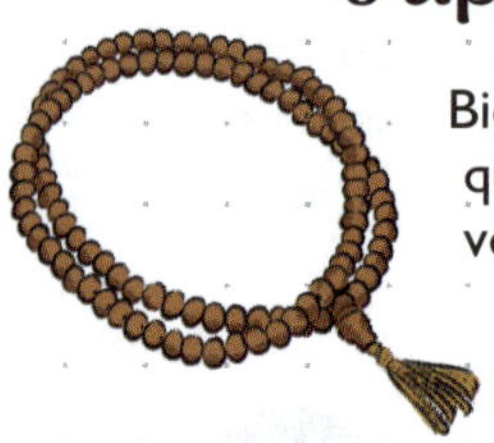

Bien plus qu'une pratique physique, le yoga est un art de vivre et de penser qui se pratique aussi en dehors du tapis. Être à l'écoute de votre corps et de votre respiration, pratiquer la bienveillance envers vous-même et les autres... Vous êtes peut-être déjà une super *yogini* sans même le savoir ! Découvrons ensemble la philosophie du yoga et ses principes, pour pratiquer de façon agréable, bénéfique, efficace et respectueuse de votre corps.

Mes principes yoga sur le tapis et en-dehors

Dans un des textes fondateurs du yoga, les *Yogas Sutras de Patanjali*, sont présentés les huit principes fondamentaux moraux et éthiques, tous liés les uns aux autres, qui mènent au bonheur et à une meilleure connaissance de soi. C'est la philosophie du yoga que l'on garde aujourd'hui pour agir en conscience au quotidien, très importante pour ce programme yoga minceur.

Les *Yamas*, les principes de bienveillance envers soi et les autres

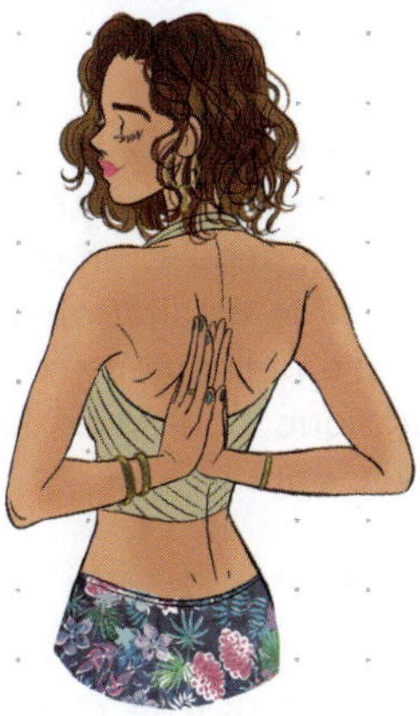

***Ahimsa*, la non-violence.** Pratiquez-la envers vous-même en séance : ne vous jugez pas, ne vous rabaissez pas lorsque vous ne parvenez pas à exécuter parfaitement une posture ou si vous n'avancez pas dans le programme comme vous aimeriez. Soyez toujours à l'écoute de votre corps et soyez dans la compassion envers vous-même afin que ce programme soit le plus adapté possible à votre condition actuelle.
***Satya*, la vérité.** Soyez réaliste dans votre pratique. Soyez consciente de vos qualités, de vos défauts, de vos limites.

Les *Niyamas*, les vertus du *yogi*

***Shaucha*, la pureté du corps et des pensées.** C'est ainsi que vous retrouverez au début du programme yoga minceur une phase de détox, pour remettre les compteurs à zéro !
***Santosha*, le contentement.** Tout au long de ces six semaines vous allez apprendre à aimer votre corps ; pensez à lui envoyer de la gratitude pour toutes magnifiques sensations qu'il peut vous faire ressentir.
***Tapas*, l'autodiscipline**. Vous savez qu'il n'y a pas de recette magique pour mincir, et les seules choses qui comptent ce sont votre volonté, votre persévérance et votre force mentale. Ce qui vous permettra de vous lancer des défis, d'atteindre vos objectifs, d'adopter ce lifestyle bien-être au quotidien nous permettant de tester notre mental, notre corps, en se donnant des petits défis au quotidien. Les *tapas* nous permettent de créer de la résistance et de devenir plus fortes.

Pranayama, la pratique de la respiration, maîtrise de l'énergie vitale

Notamment dans le contexte minceur, les exercices de respiration vont vous aider à gérer votre stress et vos émotions sans vous tourner vers la nourriture.

Asana, les postures stables

Effectuez lentement et consciemment vos postures pour profiter de leurs multiples bienfaits physiques, elles seront votre arme principale pour muscler et galber votre corps dans ce programme.

Pratihara, le retour des sens vers l'intérieur

Observez objectivement vos besoins et vos émotions. Ce programme yoga minceur vous invite à faire le point sur vous-même. Pour cela vous avez avant tout besoin de vous mettre dans une bulle de calme et de paix, c'est ce que le yoga va vous apporter.

Dharana, la concentration

Après le retour au calme, *Dharana* nous invite à nettoyer les distractions du mental lui-même en se concentrant sur une seule chose : la respiration. Les moments de concentration prolongés vont vous conduire naturellement vers l'état de méditation.

Dhyana, la méditation

C'est un état de quiétude et d'apaisement total du mental qui ne produit plus de pensée, un état de pleine conscience et de paix. Vous pratiquerez 5 min de méditation avant chaque séance minceur, ce qui vous permettra d'être pleinement centrée sur vous et sur l'instant présent lors de votre pratique pour une déconnexion totale et un moment de re-connexion avec vous-même.

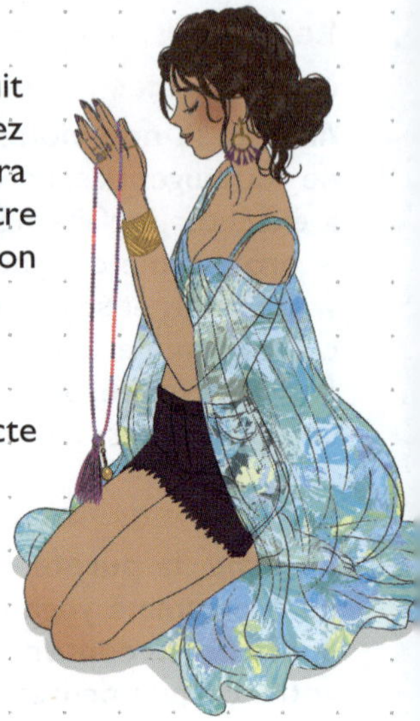

Samadhi, la paix suprême, l'état de connexion au « tout »

C'est l'ultime étape du parcours yogique. L'éveil, où l'on se connecte pleinement à sa vraie nature, l'amour et la joie infinies. Nous ne vous promettons pas l'éveil en six semaines, bien entendu ! En revanche le yoga minceur vous permettra de vous sentir beaucoup mieux aussi bien physiquement que mentalement et de développer de l'amour pour vous-même, de vous réconcilier avec votre image et ainsi de voir la vie autrement.

J'apprends à bien respirer dans les postures

La respiration joue un rôle capital dans la pratique du yoga. Être concentrée sur votre souffle va vous permettre de vous reconnecter à votre corps.

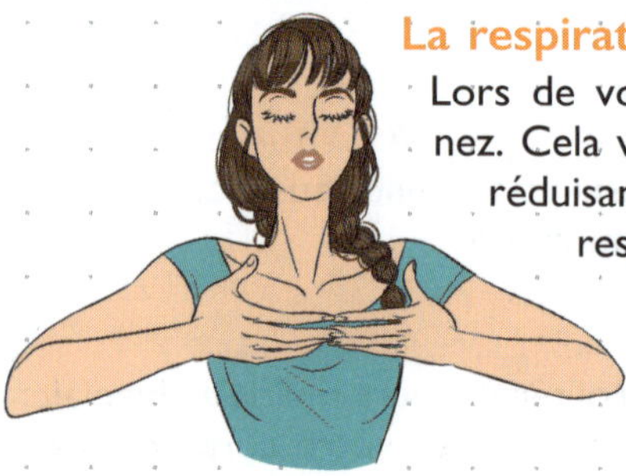

La respiration se fait par le nez

Lors de votre pratique de yoga, vous respirez uniquement par le nez. Cela vous permet de maîtriser et de contrôler votre souffle en réduisant le flux d'air, tout en approfondissant et en allongeant les respirations. Respirer par les narines aide aussi à se détendre plus facilement, grâce à l'oxyde nitrique, un gaz vasodilatateur produit par les narines, qui agit directement sur votre système nerveux et vous aide à retrouver le calme.

La respiration rythme la pratique

Chaque mouvement est coordonné à la respiration. C'est d'ailleurs cela qui différencie le yoga de tout autre sport.

- J'inspire sur les mouvements d'expansion.

- J'expire sur les mouvements de repli.

Ainsi, les enchaînements de postures comme la très célèbre « salutation au soleil » deviennent une réelle méditation en mouvement.

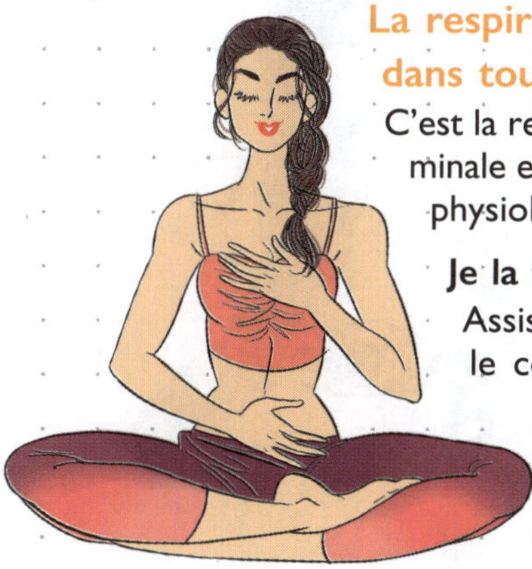

La respiration complète à utiliser dans toutes les postures

C'est la respiration de base du yoga qui va solliciter la respiration abdominale et thoracique. On la connaît aussi sous le nom de « respiration physiologique », car elle suit notre mode de respiration naturel.

Je la teste en pratique !

Assise ou allongée, placez une main sur le ventre et l'autre sur le cœur. Inspirez par les narines, laissez d'abord le ventre se gonfler, puis l'air monter au niveau de la cage thoracique, jusque sous les clavicules. Puis expirez : le ventre se vide en premier, puis la cage thoracique. Expulsez les dernières goulées d'air par la gorge.

J'apprends à me placer comme il faut, pour éviter les blessures

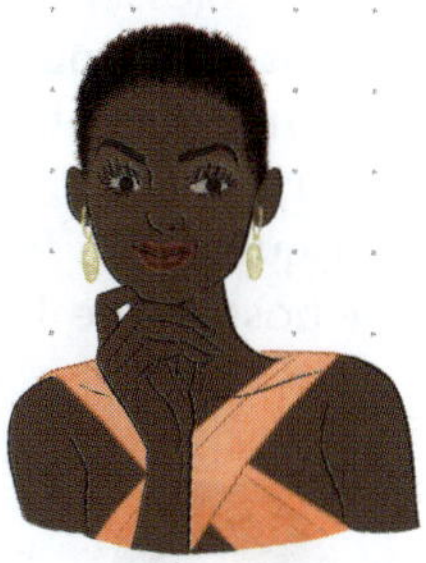

Afin de profiter de ce programme en toute sérénité, sans vous blesser, voyons ensemble les bons placements qui vous permettront de profiter pleinement des bienfaits des postures.

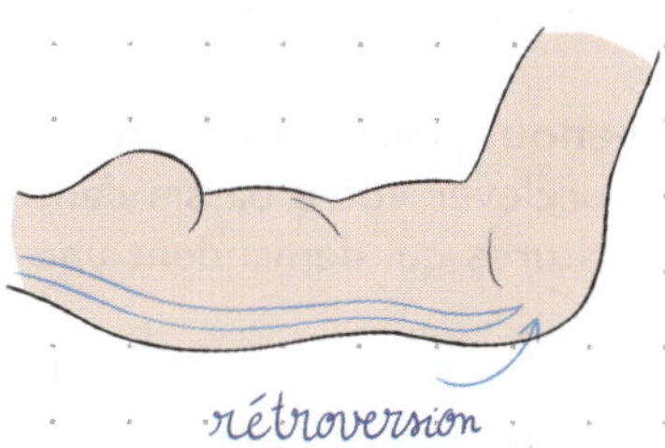

Je cherche toujours à me grandir !

Lorsque vous pratiquez, veillez à toujours allonger la colonne vertébrale comme si vous vouliez créer de l'espace entre vos disques intervertébraux. Pour cela, pensez en permanence à vous grandir en étirant le sommet du crâne vers le ciel, et le sacrum (dernier os de la colonne vertébrale) vers le bas grâce à une légère rétroversion du bassin.

Pour rétroverser le bassin

Placez une main sur le ventre, une main dans le bas du dos au niveau des lombaires. Inspirez, puis, à l'expiration, aspirez le nombril vers la colonne et laissez le bas du dos s'allonger vers le bas, les fesses sont légèrement rentrées et le pubis est poussé vers l'avant : c'est la rétroversion du bassin.

Je garde les épaules basses

Dans toutes les postures, il est essentiel de créer de l'espace entre les épaules et les oreilles tout en maintenant le menton légèrement vers l'arrière et vers le bas. Ce n'est pas un souci d'esthétique, on cherche simplement à respecter la forme naturelle de la colonne vertébrale et à libérer les tensions en allongeant les cervicales.

Je place toujours le genou à l'aplomb de la cheville

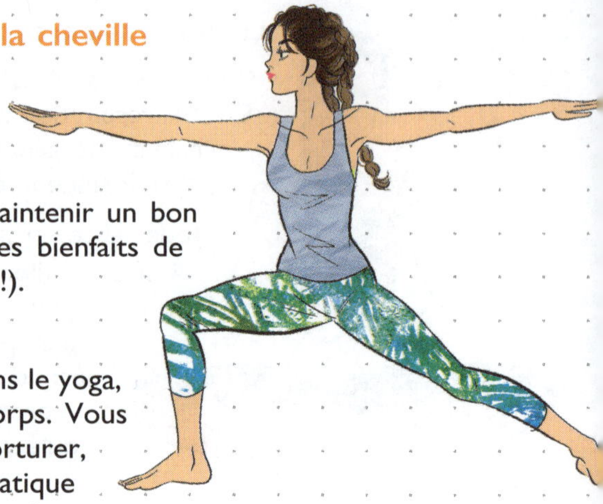

Dans les postures debout, notamment les guerriers et les triangles, vous veillerez à présenter un angle droit des jambes en maintenant le genou à l'aplomb de la cheville. Cet alignement protège l'articulation du genou et permet de maintenir un bon équilibre, tout en profitant comme il se doit des bienfaits de renforcement des jambes (*fire in your leg*, ah ! ah !).

J'écoute mon corps, je ne force pas

S'il y a bien une chose que vous devez retenir dans le yoga, c'est l'écoute et la bienveillance envers votre corps. Vous êtes là pour vous faire du bien, pas pour vous torturer, vous blesser, ni pour la compèt'. Grâce à la pratique vous allez pouvoir faire la différence entre un inconfort et une douleur. Vous allez reconnaître la sensation d'un muscle qui travaille, et celle d'un étirement. Si vous ressentez une douleur vive et inconfortable, comme un courant électrique ou un fourmillement, ne restez pas dans la posture. N'hésitez pas à vous replacer en « posture de l'enfant » (voir p. 37) pour récupérer de l'énergie.

Les précautions à prendre (articulations fragiles, femme enceinte...)

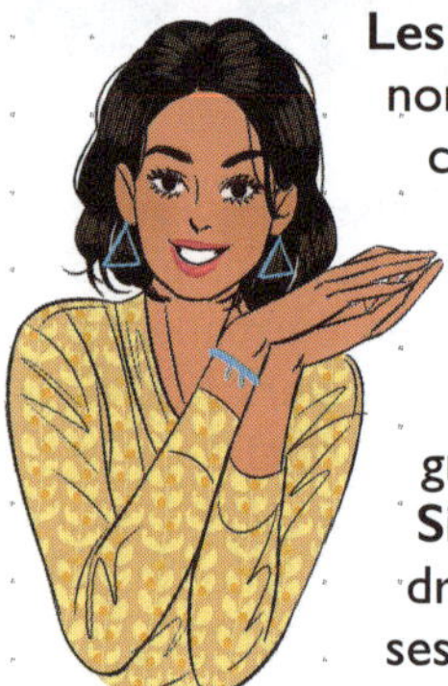

Les douleurs au poignet sont très fréquentes en yoga *vinyasa*, à cause des nombreux mouvements de planche. Pensez à bien échauffer vos poignets avant chaque pratique. Vous pouvez aussi faire vos planches sur les avant-bras pour reposer vos poignets.

Si vous avez des douleurs au niveau des genoux, évitez les postures qui les compressent. Pensez toujours à bien surélever votre bassin dans les postures assises, évitez de forcer dans les postures qui demandent une grande souplesse articulaire de type lotus.

Si vous êtes enceinte. Le yoga dynamique sollicite les muscles des grands droits (les tablettes de chocolat), que l'on veut laisser au repos lors de la grossesse pour diminuer les risques de diastasis (écartement des grands droits au fur à mesure que l'utérus grandit). De fait, ce programme yoga minceur n'est pas adapté aux femmes enceintes.

Je teste le yoga et je m'échauffe avec la salutation au soleil

C'est parti, on démarre avec une mise en pratique, afin de ressentir les premières sensations de flow ! La salutation au soleil est l'enchaînement le plus connu en yoga, elle permet de réchauffer et de préparer tout le corps pour l'entrée dans les postures. C'est pourquoi elle est préconisée en guise de *warm up* dans vos futures pratiques.

1. Salutation les mains levées

Inspirez, étirez les bras vers le ciel. Étirez-vous en pressant les talons dans le sol et en allant chercher le ciel du bout des doigts.

2. Pince

Expirez, plongez vers le sol en fléchissant le buste, dos droit (pliez légèrement les genoux au besoin). Les bras descendent progressivement par les côtés. Arrivée tête en bas, relâchez les bras et tout le poids de la tête. N'hésitez pas à fléchir les jambes autant que vous le souhaitez pour favoriser la flexion du bassin : le ventre doit être collé aux cuisses. Le poids du corps est sur l'avant des pieds.

3. Posture dos plat

Inspirez et activez les muscles du dos pour obtenir un dos plat, en plaçant les mains sur vos genoux ou vos tibias. Ici, vous pratiquez l'auto-agrandissement en étirant le sommet du crâne vers l'avant et le sacrum vers l'arrière. Rentrez le menton vers la poitrine.

4. Planche

Expirez, placez-vous dans la posture de la planche en reculant une jambe puis l'autre. Étirez-vous en poussant le sommet du crâne vers l'avant et les talons vers l'arrière. Les épaules, le bassin et les chevilles sont alignés. Vous repoussez le sol avec la paume des mains, ce qui crée un léger arrondi au niveau des omoplates. Inspirez dans la posture.

5. *Ashtangasana*

Expirez, posez les genoux au sol, avancez les épaules au-dessus des poignets, puis posez la poitrine et le menton au sol. Gardez les coudes serrés et parallèles au corps, ils sont comme attirés l'un par l'autre. Le bassin est légèrement antéversé : les ischions (petits os des fesses) pointent vers le ciel. Les orteils sont crochetés dans le sol.

Option strong, *Chaturanga* : depuis la planche, avancez les épaules au-dessus des poignets et en expirant, descendez au ras du sol en fléchissant les bras à 90°, coudes serrés contre le buste.

6. Petit cobra

Inspirez, glissez pour vous allonger à plat-ventre au sol dans la posture du petit cobra, mains sous les épaules, celles-ci roulées vers l'arrière et vers le bas. Les épaules sont éloignées des oreilles, le menton légèrement rentré pour ne pas casser la nuque, le regard porté vers le haut. Vous ne poussez que très légèrement dans les mains, ce sont les muscles du dos qui vous maintiennent dans la posture.

Option strong, Chien tête en haut : Pressez dans les mains, soulevez les genoux en vous appuyant sur les cous-de-pieds. Les épaules éloignées des oreilles sont roulées vers l'arrière et vers le bas. Aspirez le nombril et serrez le ventre pour avancer le pubis et éviter une cambrure trop importante. Le sommet du crâne est étiré vers le ciel, le regard vers le haut, sans casser la nuque.

7. Chien tête en bas

Retournez la plante de pied sur le sol et poussez dans les mains pour lever les hanches vers le plafond et vous placer dans la posture du chien tête en bas. Vos doigts sont bien ouverts et actifs, toute la paume de la main repousse le sol pour ramener le poids du corps vers l'arrière et ainsi créer de l'espace entre les vertèbres. Idéalement, les talons touchent le sol, mais si votre dos s'arrondit, n'hésitez pas à fléchir légèrement les genoux pour privilégier un dos plat et étiré. Poussez les ischions (petits os des fesses) vers l'arrière et vers le haut. Vous avez la sensation d'être cambrée, mais ce n'est qu'une impression. Relâchez complètement la tête et détendez tout le visage. Respirez profondément ici pour 4 respirations complètes profondes. Savourez l'étirement à l'arrière des jambes et la sensation de relaxation due à l'inversion (tête vers le bas).

L'enchaînement codifié de ces 4 postures (de la planche au chien tête en bas) s'appelle un *vinyasa*. Il permet de faire la transition entre différents flows avec fluidité et dynamisme. Nous le retrouverons de temps en temps dans les séances.

8. Pince

Inspirez, puis montez sur la pointe des pieds, fléchissez les deux jambes et faites un grand pas, ou bien sautez à l'avant du tapis tout en légèreté (transférez votre poids vers l'avant). Expirez, relâchez-vous dans la posture de la pince à nouveau.

9. Salutation les mains levées

Inspirez, fléchissez les jambes, pressez dans les talons pour remonter le buste et monter les bras par les côtés vers le ciel. Vous êtes à nouveau dans la posture de la salutation les mains levées. Le dos reste droit durant toute la remontée.

10. Salutation

Expirez et ramenez les mains jointes devant la poitrine.

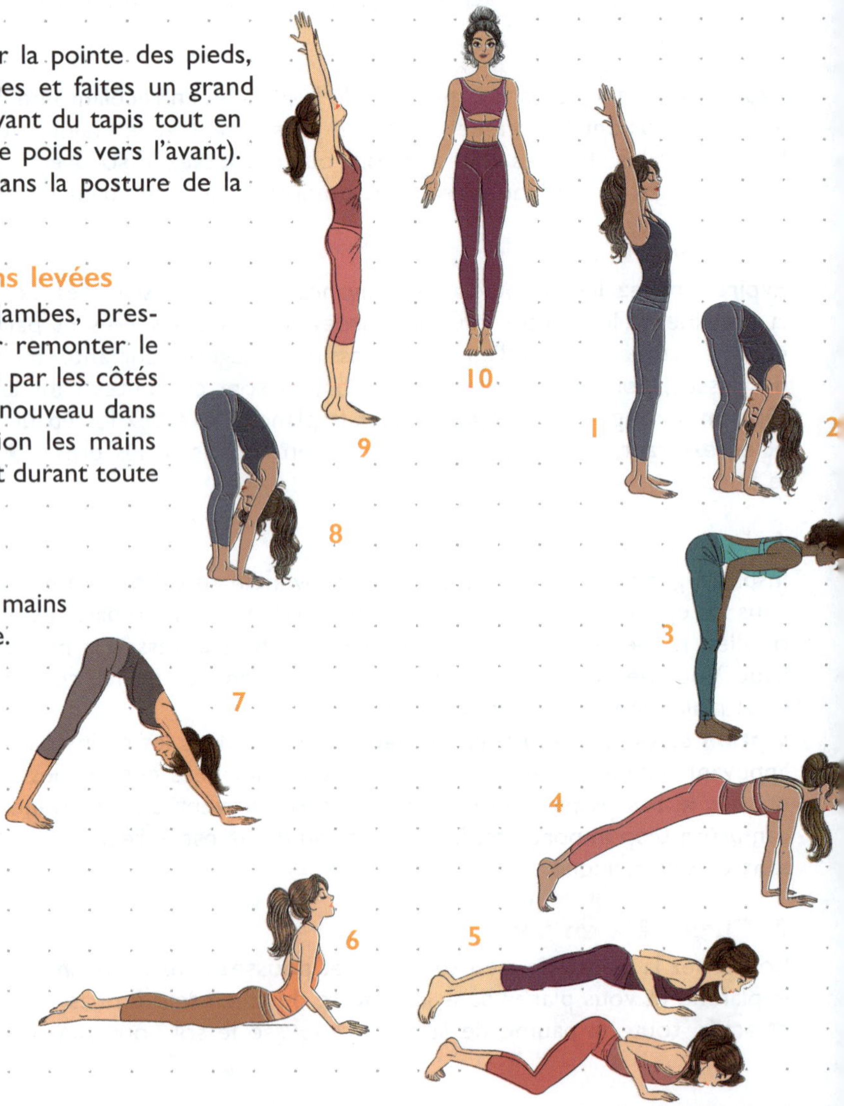

Chapitre 2

Ma yogi food minceur

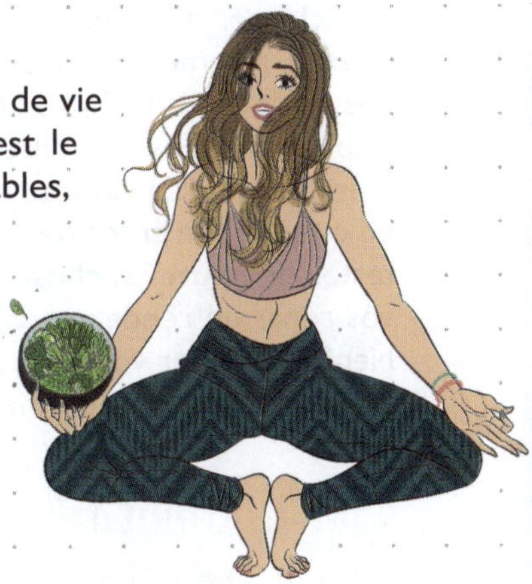

Pour optimiser les effets minceur du yoga et retrouver une hygiène de vie saine, impossible de faire l'impasse sur l'alimentation minceur. C'est le moment de mettre en place de nouvelles habitudes healthy et durables, adaptées à votre quotidien !

L'alimentation yoga minceur, c'est...

La méthode nutritionnelle de ce programme est basée sur les grands principes de la naturopathie en harmonie avec la philosophie du yoga et, surtout, l'écoute de soi !

... une alimentation saine et de qualité, basée sur les principes de la naturopathie

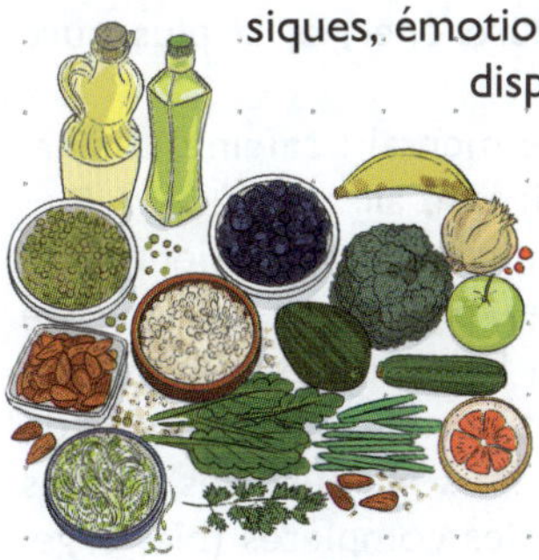

La naturopathie est une approche holistique prenant en considération tous les facteurs physiques, émotionnels et psychologiques. Elle part du principe que notre organisme dispose de toutes les ressources nécessaires pour fonctionner correctement et maintenir le corps en bonne santé grâce à l'autoguérison. **Le choix qualitatif et quantitatif** des aliments est essentiel, tout comme les processus de digestion, d'assimilation et d'évacuation des aliments. **C'est une nutrition saine, la plus hypotoxique** possible, c'est-à-dire dépourvue d'un maximum de toxiques, ces éléments externes qui agissent de manière néfaste sur l'organisme (pesticides, édulcorants et autres additifs). C'est aussi une nutrition **simple, raisonnable**, vivante et riche en nutriments.

... un autre rapport à l'alimentation

Bien plus qu'un sport minceur, le yoga va vous mener à une prise de conscience générale de votre rapport au corps. Ce dernier se construit d'ailleurs d'abord par l'alimentation que nous lui offrons. Mieux choisir ses aliments a un impact direct sur la forme et la vitalité. Mais la nutrition ne s'arrête pas à ce que l'on met dans son assiette : la façon de manger est tout aussi importante. Manger avec conscience amène naturellement à réduire les quantités, mais aussi les aliments antiminceur : les sucres, les graisses saturées. En adoptant une alimentation plus saine et plus nutritive adaptée à vos besoins, vous perdrez du poids naturellement !

Surtout, j'y vais à mon rythme, je personnalise et je m'écoute !

L'objectif de l'alimentation yoga minceur est de manger en conscience, de revenir à l'écoute de votre corps et d'introduire à votre rythme une nouvelle alimentation qui VOUS correspond. Les propositions faites ici ne sont que des suggestions et des inspirations. Pas de frustration ! Gardez toujours en tête la notion de plaisir ! Le plaisir de cuisiner, de créer des assiettes colorées, de tester de nouvelles choses, de manger... Faites de vos repas un rendez-vous avec vous-même, agréable et bienfaisant pour votre corps et votre santé. L'alimentation yoga minceur veut donner de l'amour à votre corps !

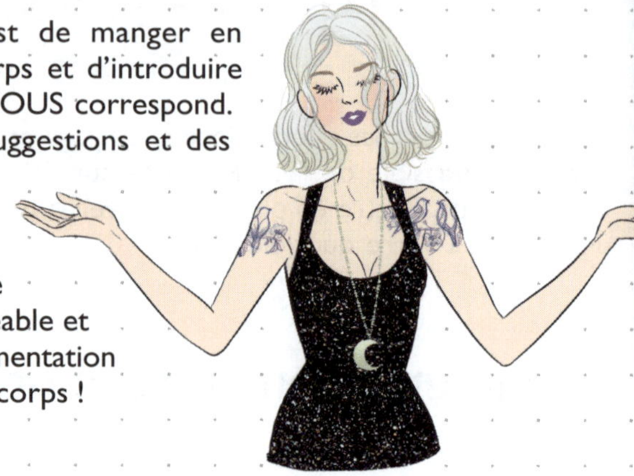

... et une petite touche yoga : une alimentation équilibrante et énergisante !

Je cherche l'équilibre énergétique dans mon alimentation

La philosophie du yoga conçoit trois différentes qualités d'énergie que l'on peut trouver partout dans l'univers, en toute chose, et aussi dans l'alimentation. Ainsi les aliments ont-ils un impact direct sur notre énergie. Objectif : privilégier la meilleure énergie, la plus pure et équilibrée possible !

- **Les aliments « rajasiques »** sont ceux à éviter car ils agitent le mental : caféine, théine, aliments très sucrés et industriels, cuisine pimentée, fritures, oignon, ail.
- **Les aliments « tamasiques »** considérés comme « morts », du fait qu'ils soient trop mûrs ou qu'ils contiennent (ou soient assimilés à) des moisissures, procurent une énergie basse : ce sont les champignons, les fromages forts types bleus, la viande et le poisson.
- **Les aliments « sattviques »** apportent la joie, calment l'esprit et permettent au corps de fonctionner à son plein potentiel : ce sont les fruits et légumes frais et mûrs, les graines classiques et germées (blé, pousses de soja, alfalfa, etc.), les céréales complètes (blé, orge, riz, etc.), les fruits à coque (amandes, noix, noisettes). Ce sont les aliments que vous devez privilégier en tant que yogi.

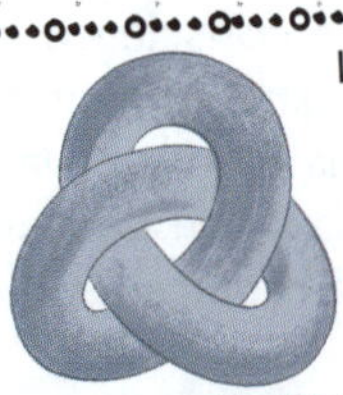

L'énergie alimentaire ingérée a des conséquences sur différents plans. D'abord sur le plan physique, comme la manière dont vous allez effectuer les postures et l'énergie dont vous allez disposer pour cela. Si vous avez mangé un gros burger, vous n'aurez sûrement pas envie de pratiquer le yoga juste après. Toute votre énergie sera dédiée à la digestion. Mais aussi sur le plan mental, puisque certains aliments vont vous aider à développer votre concentration, votre mémoire ou, au contraire, la perturber. Et enfin, sur le plan émotionnel. Différentes études scientifiques montrent que la consommation de sucres peut déclencher une baisse de l'humeur voire une dépression.

Comment faire en pratique ?

Au quotidien, observez les effets de ce que vous mangez sur votre énergie et votre humeur. Réduisez les quantités de certains aliments et augmentez-en d'autres en fonction de vos besoins :

- Si vous êtes stressée ou angoissée, essayez de réduire votre consommation de café en le remplaçant par de la tisane aux épices ou de la chicorée qui est un très bon placebo pour une transition douce.
- Si vous avez des coups de mou après les repas, réduisez la viande et le fromage pour une digestion plus facile.

Je booste mon énergie en mangeant frais !

Toute notre planète est faite de *prana*, ainsi que tous les êtres. Il s'agit d'une énergie de vie primaire, qui constitue et sous-tend tout. Bref, nous sommes énergie et tout ce que nous ingérons est énergie. La santé du corps se fonde sur l'énergie. Les *yogis* privilégient donc une alimentation riche en *prana*, la plus fraîche possible. En effet, l'idée est que les végétaux se nourrissant d'énergie pure (celle de l'eau et du soleil), ils en concentrent un maximum lorsqu'ils sont frais. En nous nourrissant des légumes, qui poussent grâce à de la lumière et de l'eau, cette énergie va se diffuser dans tout notre corps, apportant les nutriments essentiels au bon fonctionnement de notre organisme. Cette alimentation énergisante va soutenir notre santé, notre équilibre et notre pratique physique.

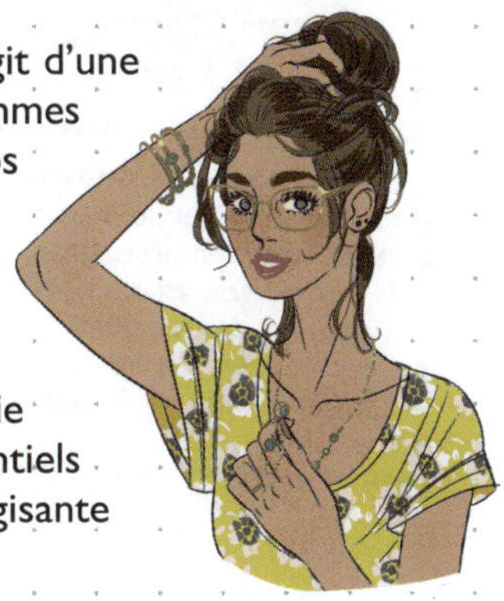

Je mange végé

La toute première valeur yogi est la non-violence envers soi-même et envers les autres. Originellement, le yogi ne consomme pas de viande, car il respecte la vie de chaque être vivant et croit au principe de la réincarnation. Il s'agit aussi d'avoir une alimentation la plus naturelle et la plus pure possible.

Comment faire en pratique ?

Privilégiez une alimentation végétarienne riche en fruits et légumes en diminuant votre consommation hebdomadaire de viande. Vous pouvez continuer à manger des œufs et des produits laitiers avec modération, en ajoutant plus de protéines végétales (voir ci-dessous). Faites le plein de vitamines et d'apports nutritionnels tout en privilégiant une alimentation plus facilement digérée, afin de rester légère au quotidien.

Stop aux vieilles croyances : il n'y a pas de carences !

Oui, nous avons besoin de protéines ! Grâce à leurs 8 acides aminés essentiels que notre corps ne peut produire, elles sont indispensables à la formation de nos tissus musculaires, matrice osseuse et peau et elles participent à de nombreux processus physiologiques. En revanche, elles ne se trouvent pas uniquement dans les produits d'origines animales (viande, lait, œufs) !

➡ Voici quelques sources de protéines végétales à tester : tofu, tempeh (à base de fèves de soja fermentées), seitan (protéine de blé), falafel, houmous, les oléagineux (graines de courge, amandes…), les légumineuses (lentilles, haricots, pois…) et de nombreux légumes tels que les brocolis, les épinards ou le chou kale.

Pour obtenir tous les acides aminés essentiels, il est conseillé aux végétariens et végétaliens d'associer $^1/_3$ de légumineuses à $^2/_3$ de céréales dont les acides aminés se complètent. Les associations inspirées des traditions du monde qui fonctionnent bien ? Soja + riz (Asie), maïs + haricots rouge (Amérique latine), semoule + pois-chiches (Afrique du Nord), riz + lentilles (Inde). Les protéines végétales dites complètes, contenant tous les acides aminés sont : le quinoa, le sarrasin, le tofu, le tempeh, l'amarante et le millet.

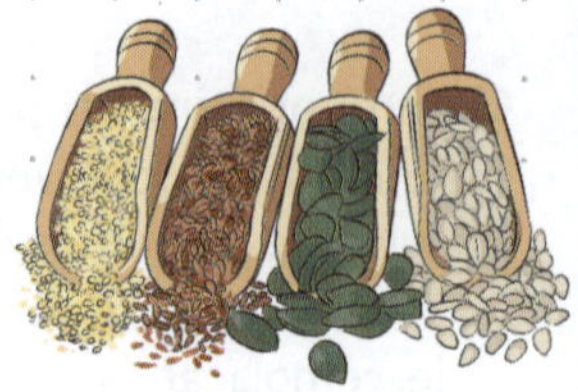

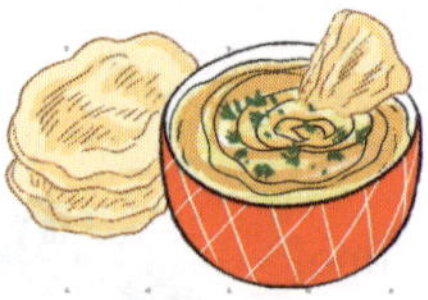

Flexitarien ? Le bon équilibre

Diminuer sa consommation de viande en allant vers des producteurs en accord avec vos valeurs ? Continuer à se faire plaisir de temps en temps avec de la viande ou du poisson ? Pourquoi pas ? L'idéal est de trouver ce qui vous correspond sur le plan physique et idéologique, sans vous créer de frustration, l'ennemi de la motivation. Vous pouvez commencer à diminuer les quantités de viande à votre rythme. Pendant cette période de transition, préférez les viandes légères (viandes blanches types volailles), les poissons gras (maquereaux, harengs, sardines) et les sous-produits animaux (œuf, fromages, etc.). Chaque corps est différent, le régime végétarien n'est pas forcément adapté à tout le monde. Écoutez-vous et allez à votre rythme.

Méfiez-vous des substituts !
Vous verrez qu'il existe de nombreuses alternatives vegan en supermarché, type steak de soja, nuggets, escalopes panées végétales. N'abusez pas de ces produits, certes très attirants, mais aussi très industriels donc bourrés d'additifs, exhausteurs de goût, trop gras et trop sucrés.

Les bons réflexes et tips minceur

Les tips healthy et minceur

Je fais du batchcooking : je m'organise pour manger healthy

TUPPERWARE YEAH ! Eh oui, prévoir vos repas va vous permettre de gagner en efficacité et en rapidité dans la préparation de vos repas au jour le jour. En plus, en préparant au maximum à l'avance, vous évitez les craquages, comme les commandes de pizza les soirs de flemme et les sandwichs devant l'écran à la pause dej.

Posez-vous pour préparer dans les grandes lignes un menu pour la semaine avec des produits de saison et prévoyez environ deux heures lors de votre journée de congés pour vos préparations (épluchage et découpe des légumes, précuisson des céréales et légumineuses) ou pour la confection complète de vos plats. Vous n'aurez plus qu'à cuire, composer ou réchauffer pendant la semaine !

Suggestions batchcooking
- Une tarte dont vous pourrez manger une part avec de la salade à plusieurs repas.
- Des crudités prédécoupées pour vos repas du déjeuner ou du dîner.
- Une soupe à répartir sur les soirs de la semaine.
- Des lentilles et du riz précuits pour préparer un buddha bowl minute avec des légumes poêlés, des crudités et quelques graines.

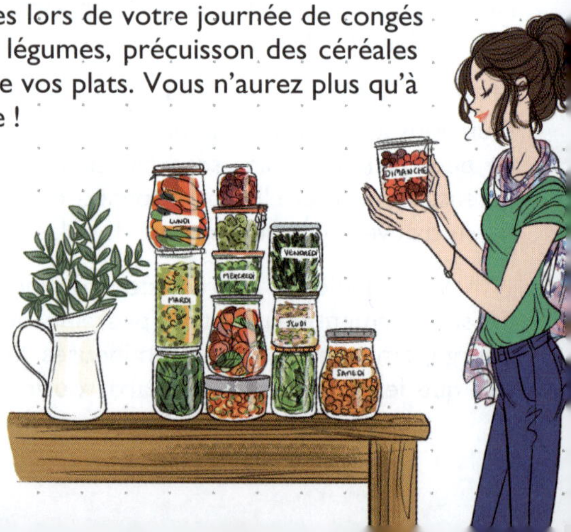

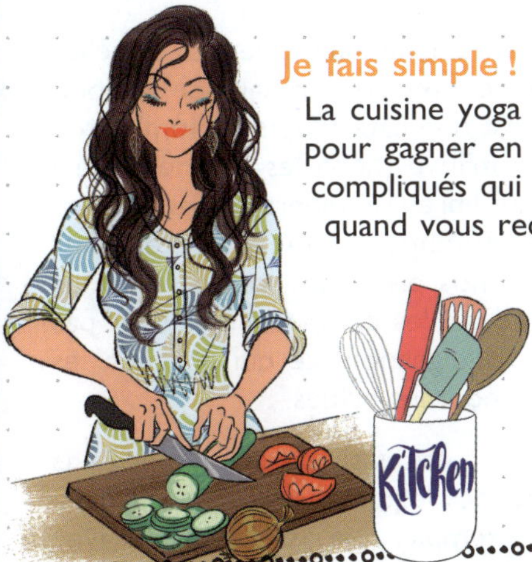

Je fais simple !

La cuisine yoga minceur est une cuisine très simple et peu transformée pour gagner en temps et en efficacité. Faites l'impasse sur les plats trop compliqués qui mijotent des heures. Gardez-les plutôt pour le weekend quand vous recevez.

Je mange moins (en respectant mes besoins)

Nous avons tous l'habitude de trop manger et de nous resservir. Pour commencer, essayez de diminuer de 30 % les quantités de pain et de glucides.

Un super tips : préparez-vous une assiette avec des proportions raisonnables, puis rangez toute la cuisine avant de passer à table ; cela vous évitera la tentation de vous resservir.

Autre astuce : pour vous aider à réduire vos portions, mangez dans de petits contenants, des petits bols et des petites assiettes à dessert mignonnes qui vous plaisent.

Je ne conserve pas durant une éternité
Étant donné que les aliments perdent de leur énergie et de leur fraîcheur au fur et à mesure de leur conservation, on gardera ces bases grand maximum 3 jours. Veillez donc à adapter les quantités en fonction de la consommation de votre foyer.

Je privilégie le bio et les circuits courts

Les magasins bio et les paniers

La naturopathie et l'ayurveda préconisent une alimentation fraîche et organique. De nombreux supermarchés bio et coopératives s'organisent pour proposer des prix abordables. Vous avez aussi la possibilité des paniers fraîcheurs directement livrés chez vous par des producteurs de votre région. Vous les trouverez facilement sur Internet.

Le marché

C'est l'idéal pour manger frais et de saison. Vous aurez sûrement la chance de rencontrer des producteurs locaux et ainsi de soutenir votre région.

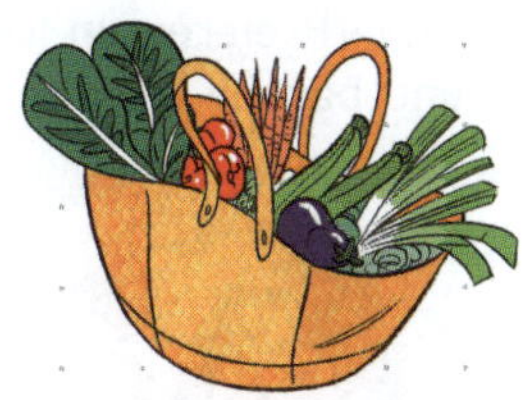

Les pièges à éviter

× Aller faire ses courses le ventre vide

Vous aurez envie de vous jeter sur tout ce qui semble appétissant sur le moment, oubliant alors toutes vos bonnes résolutions et toute mesure.

➾ Pour ne pas être tentée à la maison, il vaut mieux commencer par ne pas acheter tous ces aliments gras et sucrés mauvais pour la forme.

× Manger des plats industriels et transformés

On cède facilement à la rapidité et à la facilité, en faisant l'impasse sur la qualité. Malheureusement, les produits industriels sont souvent réalisés à partir de matières premières

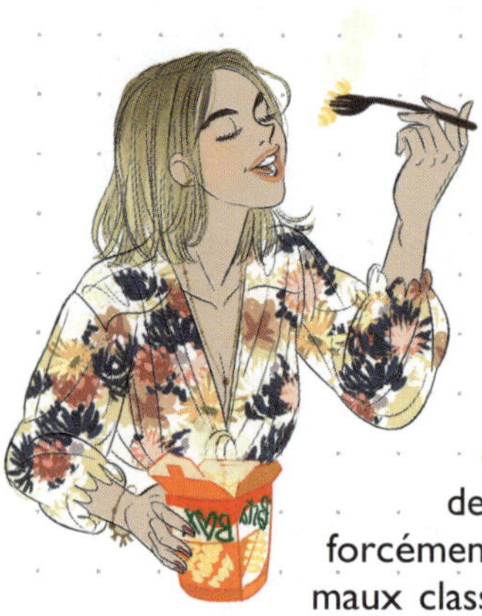

cultivées hors sol, non mûres, sans vitamine, sans saveur, auxquelles on ajoute beaucoup de sucres et de sel pour rehausser le goût. Autant dire que niveau minceur, c'est une catastrophe ! Nombre de ces produits n'ont aucune valeur nutritive (hello les calories vides) puisqu'ils n'apportent ni vitamines ni fibres ni minéraux. Sans parler de tous les toxiques, chimiques, texturants, colorants ajoutés pour donner un aspect plus appétissant à nos plats ou allonger le temps de conservation. En outre, les aliments qui les composent ne sont pas forcément complémentaires au moment de la digestion, ce qui entraîne les maux classiques : douleurs, ballonnements, remontées acides.

➾ Pour préparer des plats maison sans se compliquer la vie, faites simple ! Il ne s'agit pas de se lancer dans une recette mais d'associer des céréales, des légumineuses, des légumes, et d'accommoder avec des épices, des oléagineux… Par exemple, une assiette végé, avec une large portion de légumes, des lentilles, du riz et un œuf au plat.

× Craquer pour du sucré

L'OMS recommande au maximum 25 g de sucre par jour soit 6 cuillères à café. Or, dans une part de muffin, par exemple, on trouve 7 à 10 cuillères de sucres ; dans un grand verre de boisson sucrée type soda, on a environ 16 cuillères de sucres !

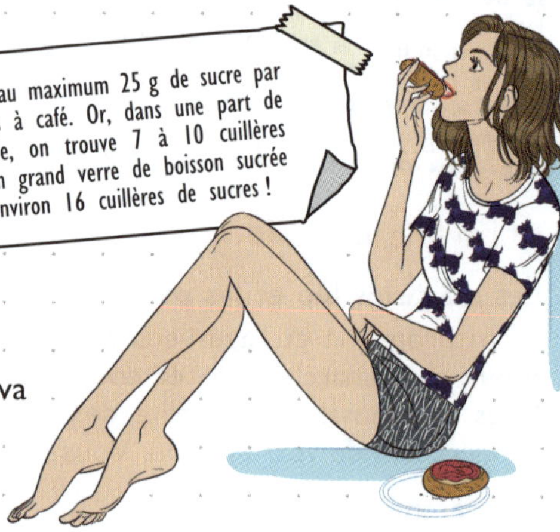

Petite faim, baisse d'énergie ou trop-plein d'émotions et hop, C'EST-LE-CRAQUAGE ! Vous vous retrouvez avec un paquet de gâteaux ou un pain au chocolat entre les mains sans même vous en rendre compte. La faute à l'effet addictif du sucre extrêmement présent dans notre alimentation moderne. L'effet du sucre sur le corps est dévastateur : il va directement se loger dans vos petits bourrelets…

➾ Préférez un fruit naturellement sucré comme une banane ou une pomme en guise d'encas.

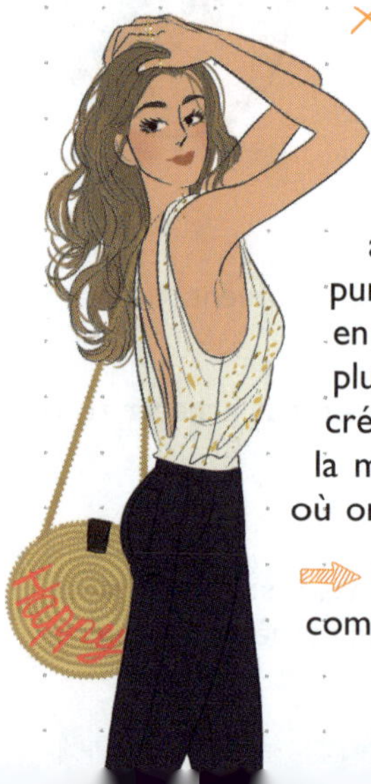

× Manger des aliments raffinés

Le raffinage alimentaire consiste à supprimer les substances réactives des aliments, afin de maximiser leur durée de stockage. Ils perdent alors l'essentiel de leur valeur nutritionnelle, leurs oligoéléments, minéraux, fibres, vitamines et enzymes. C'est le cas de nombreux aliments : pain blanc, farine blanche, riz blanc, huiles raffinées, sel blanc purifié, sucre blanc, pâtes à la farine raffinée, etc. De cet appauvrissement en nutriments résulte une moins bonne absorption par notre corps. De plus, ces aliments ont un IG élevé, c'est-à-dire que leur assimilation rapide crée un boom de glucose dans le sang, que le corps régule en déclenchant la mise en réserve sous forme de graisses de cette énergie. Vous voyez où on veut en venir…

➾ Remplacez au fur et à mesure ces produits raffinés par leurs homologues complets.

L'indice glycémique (IG) pour trier les glucides
Plus un aliment a un indice glycémique élevé, plus il va faire monter le taux de sucre dans le sang et plus il va favoriser le stockage des graisses et donc la prise de poids. Un indice glycémique élevé va aussi provoquer un pic d'insuline entraînant une descente rapide de la glycémie et un état de fatigue. Votre appétit va également augmenter, favorisant le grignotage. Un indice glycémique bas, au contraire, marque une assimilation plus lente qui favorise une diffusion progressive et plus longue de l'énergie (la glycémie sanguine connaît une progression lente).

5 conseils pour un repas à indice glycémique bas :

- Supprimer les biscuits industriels (un repas bien structuré vous rassasiera suffisamment, sinon préparez des encas maison comme un fruit frais et une petite poignée d'oléagineux comme des noix ou des amandes).
- Remplacez les céréales blanches (raffinées) par des céréales complètes (boulgour, sarrasin, riz complet, épeautre, avoine, lentilles, pâtes complètes).
- Remplacez les desserts à la fin du repas par des fruits 2 à 3 h avant ou après les repas.
- La cuisson modifiant l'IG, privilégiez la cuisson *al dente*.
- Équilibrez votre assiette. Un risotto aux légumes, pourquoi pas, mais prenez en compte que les légumes doivent occuper au moins 50 % de votre assiette et qu'ils ne sont pas là pour la décorer.

× Sauter des repas

Le plus important est d'écouter son corps. Sauter un repas car vous avez trop mangé au repas précédent comme lors d'un dîner de famille, ou si vous avez pris une grosse collation quelques heures avant, c'est totalement OK. En revanche, si vous sautez un repas en pensant maigrir alors que votre corps vous envoie des signaux de faim, c'est une grosse erreur. En vous privant ainsi, vous risquez de manger beaucoup plus que nécessaire au repas suivant, et le peu que vous mangerez sera stocké par votre corps (instinct de survie en période de famine !).

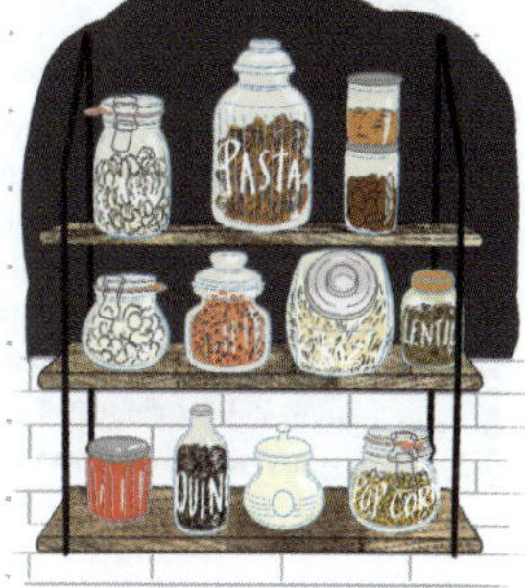

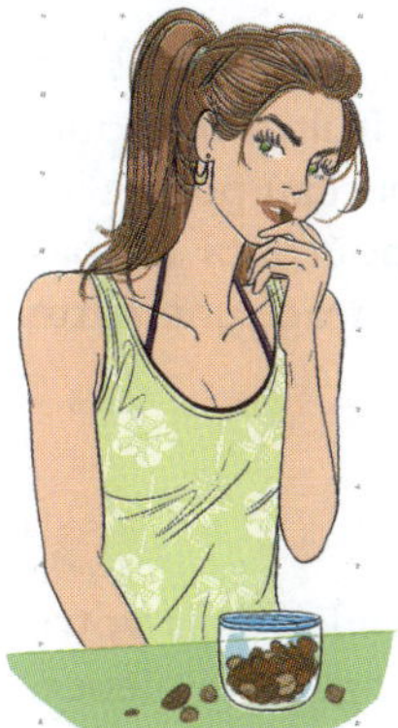

× Se ruer sur les amandes (et autres graines et oléagineux)

Ok, les amandes sont très riches en protéines et en bon gras, en vitamines, minéraux et antioxydants. Mais les amandes et oléagineux (noix, noisettes, noix de pécan, noix de cajou…), ces supers « alicaments » sont extrêmement riches en calories. Il faut les consommer avec parcimonie, sous leur forme brute et surtout jamais grillées ni salées car ils perdent alors toutes leurs propriétés. Privilégiez la consommation des oléagineux le matin ou le midi, idéalement au petit déjeuner, pour être sûre de les brûler dans la journée et limitez-vous à une petite poignée par jour (soit 10 amandes ou 5 grosses noix). Enfin il faut penser à faire tremper vos amandes et à enlever leur peau, car elles contiennent des inhibiteurs d'enzyme qui empêchent leur bonne digestion.

Quand manger ?

J'écoute mes signaux de faim

Le yoga va vous aider à mieux connaître votre corps et à vous écouter. Lorsque votre ventre gargouille, que vous commencez à vous sentir fatiguée, irritée, voire si des maux de tête apparaissent, c'est qu'il est grand temps de manger. Essayez de ne pas trop attendre pour éviter de vous jeter sur tout et n'importe quoi ou d'avaler votre repas en 5 minutes. À l'inverse, vous n'avez pas faim au dîner (vous vous sentez lourde d'un trop gros déjeuner ou du goûter) ? Sautez le repas.

Écoutez également ce que votre corps demande : avez-vous plutôt envie de cru ? de cuit ? de quelque chose de rassasiant ? Adaptez votre menu en fonction, votre corps sait ce dont il a besoin. Et si votre faim est légèrement décalée par rapport aux horaires habituels, écoutez-la : nous nous forçons à manger à des horaires définis, mais le seul rythme à suivre est celui de votre corps. Si vous faites deux repas par jour et que cela vous convient, c'est ok aussi. Votre corps, votre rythme. L'essentiel est d'éviter les grignotages inutiles.

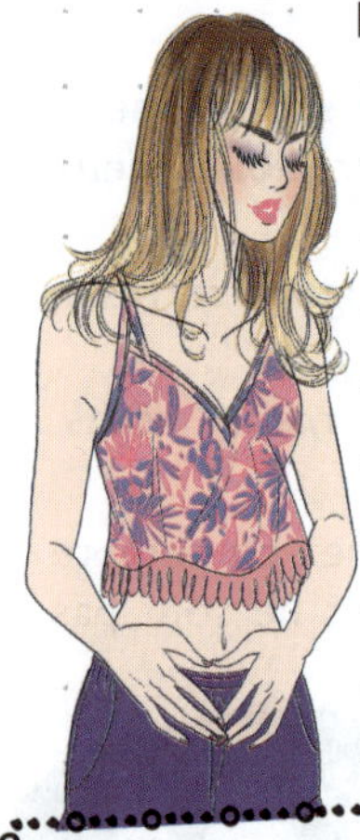

Un bon sommeil est très important pour retrouver ses sensations de faim, car lorsque vous dormez vous produisez l'hormone de satiété appelée leptine. Cette hormone vous permet de comprendre quand vous avez faim ou pas. Espacez d'au moins de 3 h à 4 h vos repas, pour vous accorder cette sensation de « gargouillis » dans le ventre.

Je fais la différence entre faim et envie

Avez-vous vraiment faim ou avez-vous envie de manger pour compenser une situation ou une émotion ? Posez-vous quelques instants pour respirer et vous détendre. Laissez-vous plusieurs minutes pour penser à autre chose, vous distraire. Si la faim disparaît, c'est qu'il s'agissait plutôt d'une envie !

J'apprends à maîtriser mes pulsions

Lorsqu'une envie folle de sucre vous prend, essayez de boire un verre d'eau ou une tisane pour faire passer la faim ou alors dirigez-vous vers un snack léger : un fruit, un yaourt naturellement sucré avec des cranberries ou du miel. Levez-vous de votre bureau pour aller marcher un peu. Respirez profondément. Si vraiment c'est le craquage, pourquoi ne pas savourer lentement, en pleine conscience, un carré de chocolat à 70 % de cacao, une datte ou une figue naturellement sucrées ?

Je ne mange pas au-delà de la satiété

Pour cela, mangez lentement et mâchez bien jusqu'à rendre les aliments liquides dans votre bouche, posez votre fourchette entre chaque bouchée et, si possible, mangez en silence, la bouche fermée en appréciant toutes les sensations et toutes les saveurs. Accordez-vous au moins 20 minutes pour avaler votre repas, c'est le temps dont votre cerveau a besoin pour comprendre qu'il a mangé. Bannissez les écrans et appréciez le moment présent !

J'évite de manger lourd avant une séance de yoga

Pour pratiquer le yoga vous avez besoin de vous sentir légère ! C'est essentiel pour être au mieux à l'écoute des sensations et pratiquer les inversions et les torsions. Il est conseillé de ne rien manger de lourd dans les 3 heures qui précèdent votre pratique. L'idéal est vraiment de pratiquer le matin au saut du lit, après un verre d'eau chaude au citron. Si vous pratiquez le soir en rentrant chez vous, prenez un fruit vers 15 h si vous avez faim, pour démarrer votre séance à 18 h.

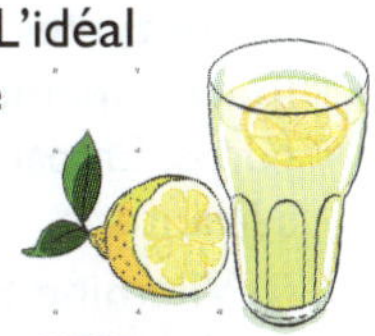

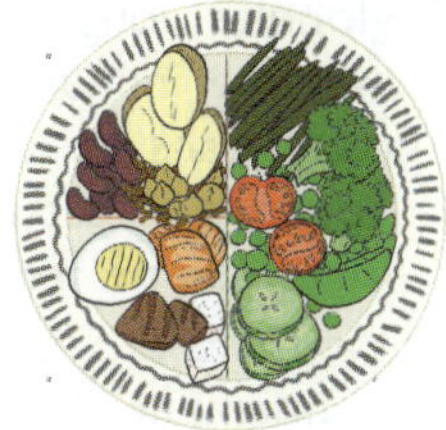

Comment composer mon assiette ?

Je prépare des portions adaptées

L'alimentation doit être adaptée à la pratique et aux besoins énergétiques. Vous n'aurez pas besoin des mêmes aliments et proportions si vous prévoyez une grosse journée hyperactive, si vous passez la journée devant Netflix ou si vous allez pratiquer une activité sportive. Ainsi, lorsque vous prévoyez une séance de yoga dynamique, privilégiez un repas riche en glucides (céréales complètes, fruits, légumineuses et légumes) et en protéines, essentielles à la formation du tissu musculaire.

Mon assiette déjeuner pour une journée active

Pour se donner une idée générale au niveau des portions, le meilleur curseur est votre assiette :

- $^1/_2$ de l'assiette pour les légumes (pensez à y intégrer une portion de crudités) ;
- $^2/_6$ de céréales/glucides (riz, boulgour, millet, épeautre, quinoa, pommes de terre) ;
- $^1/_6$ de protéines/légumineuses (tofu, seitan, tempeh, œufs, lentilles, pois chiches, haricots rouge/blanc…) ;
- $^1/_2$ c. à s. d'huile riche en oméga-3 (colza, cameline).

Mon assiette dîner pour une journée active ou déjeuner pour une journée sédentaire

La composition de l'assiette est identique, mais diminuez les portions, car vous avez besoin de moins de calories. Par exemple, mangez 1 grand bol de soupe, 1 tartare d'algues ou une salade de lentilles et 1 tranche de pain.

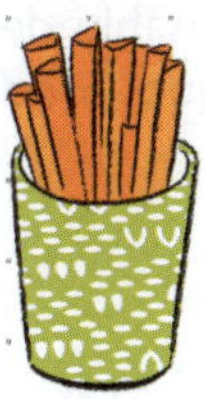

Je mange cru

Il est absolument essentiel d'apporter régulièrement du cru à votre alimentation pour bénéficier des micronutriments. Certaines vitamines se perdent lors de la cuisson entre 30° C et 60° C. La naturopathie recommande d'avoir des aliments crus à chaque repas ainsi qu'une cuisson douce ne dépassant pas les 100° C.

Je n'oublie pas les vitamines

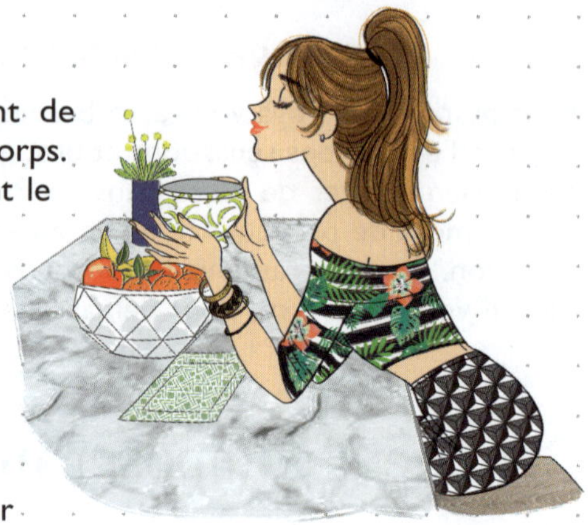

Les vitamines participent au bon fonctionnement de l'organisme et ne peuvent être produites par le corps. Co-enzymes, antioxydants, messagers, elles assurent le fonctionnement, le développement, la régulation du corps. En particulier, soyez attentive aux vitamines suivantes :

- Vitamine B12 : elle participe à la formation des globules rouges et au bon fonctionnement du système immunitaire. On la trouve naturellement dans les aliments d'origine animale, c'est pourquoi il est indispensable de se supplémenter lorsqu'on ne mange pas de viande.
- Vitamine D : elle maintient la bonne santé des os et des dents, participe au bon fonctionnement du système immunitaire et au renouvellement des tissus musculaires. On est souvent carencé en vitamine D, alors prenez votre dose de soleil au quotidien dès l'automne pour éviter la déprime saisonnière !
- Vitamine C : elle prévient le vieillissement des cellules grâce à son action antioxydante, elle améliore l'assimilation des aliments végétaux, stimule le système immunitaire. Vous pouvez la trouver dans vos jus de fruits pressés mais aussi dans l'acérola.

J'équilibre ma semaine

Ce que l'on souhaite lors d'un rééquilibrage alimentaire c'est de tenir sur le long terme. Si vous vous privez en permanence, dès que vous aurez atteint votre objectif minceur, vous allez vous lâcher et reprendre aussitôt vos kilos. Pour tenir sur la durée, faites-vous plaisir une à deux fois par semaine, puis rééquilibrez les jours suivants. Une alimentation équilibrée ne se fait pas à chaque assiette mais sur la semaine ! L'essentiel est que ce type « d'écart » ne se produise pas trop souvent dans la semaine.

Mood et food

Que l'on grignote ou que l'on ait une alimentation impeccable, on peut observer des prises ou des pertes de poids importantes… Dans le premier cas, on parle d'alimentation émotionnelle : ce sont nos émotions qui nous poussent à manger. Dans le second cas, les émotions parasitent la digestion : en effet, le système nerveux parasympathique étant responsable de la digestion, plus vous êtes détendue, mieux vous digérez et éliminez. C'est pourquoi food et mood sont indissociables !

Je stresse, je m'ennuie, je suis anxieuse ou fatiguée, j'ai envie de me faire plaisir… donc je mange !

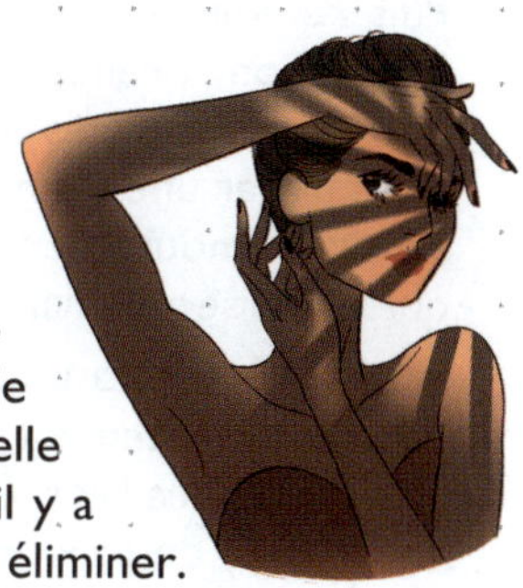

Lorsque nous sommes soumises à une situation de stress, nous avons une montée émotionnelle négative que l'on va gérer en mangeant. Un muffin ou un morceau de fromage et hop, vous voilà réconfortée. Le même mécanisme est à l'œuvre pour les émotions telles que l'ennui, la fatigue ou le bonheur, qui vous poussent à grignoter. Cela se produit même dans les situations heureuses : on a envie de faire un apéro ou de manger une gaufre pour prolonger une belle journée, augmenter notre plaisir et notre joie… Malheureusement, il y a toujours le retour de bâton : la culpabilité à gérer et les calories à éliminer.

Comment gérer ces émotions sans nourriture ou sans impact sur la digestion ?

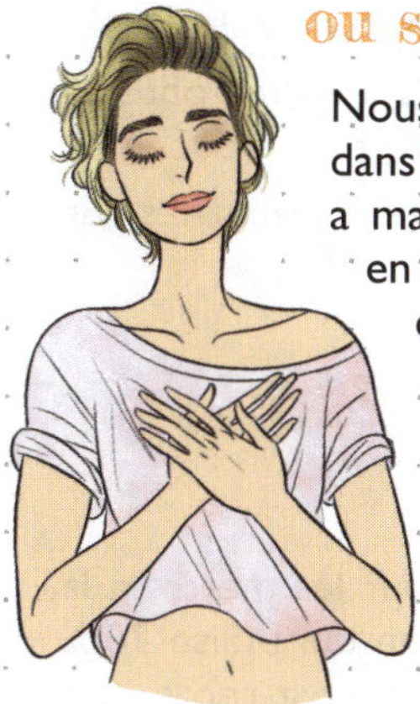

Nous ressentons tous des émotions et c'est normal ! Pour ne pas se réfugier dans la nourriture, la clé est d'accepter et d'accueillir vos émotions. On vous a mal parlé et vous êtes blessée ? On vous a volé votre vélo et vous êtes en colère ? C'est ok. Accueillez cette émotion, nommez-la, identifiez-en la cause et toutes ses nuances. Ah, ça va déjà mieux ! Une émotion entendue s'envole ! Certaines situations seront plus difficiles et plus longues à gérer que d'autres mais vous verrez qu'avec le temps, vous y arriverez de mieux en mieux. En complément, le yoga peut vous apporter une aide précieuse !

Ma méditation apaisante, anticraquage ou bonne digestion

La respiration est un élément majeur dans la pratique du yoga. Elle va vous permettre de vous détendre, de calmer votre système nerveux et ainsi de faire redescendre les émotions qui vous poussent à vous tourner vers la nourriture ou qui perturbent votre digestion. Vous vous sentirez plus calme, apaisée et vous pourrez dire adieu aux envies de sucré, ou vous pourrez digérer sereinement. Le yoga et la méditation peuvent également vous aider à y voir plus clair dans une situation qui vous perturbe ou vous met dans l'embarras. Petit à petit, vous allez plus facilement identifier vos émotions, poser des mots sur ces dernières, vous apaiser et mieux comprendre pourquoi vous mangez pour compenser. Vous serez alors en mesure de trouver d'autres solutions que la nourriture et vous apprendrez à mieux gérer les situations déclencheuses.

En pratique

1. Asseyez-vous confortablement, au sol sur un coussin, en tailleur, ou sur une chaise avec les pieds sous les genoux pour former un angle à 90° avec vos jambes.
2. Étirez votre colonne en dirigeant le sommet de votre tête vers le ciel. Placez les mains sur vos genoux, paumes relâchées vers le ciel.

3. Commencez par prendre trois respirations profondes, en inspirant par le nez et en expirant par la bouche.
4. Puis revenez à une respiration naturelle par le nez uniquement. À chaque inspiration, prenez conscience de votre ventre qui se gonfle, puis se dégonfle. Vous êtes dans une respiration abdominale légère. Vous pouvez aussi placer une main sur votre poitrine et une main sur votre ventre pour sentir les mouvements impliqués par le souffle. Observez l'air qui traverse vos narines.

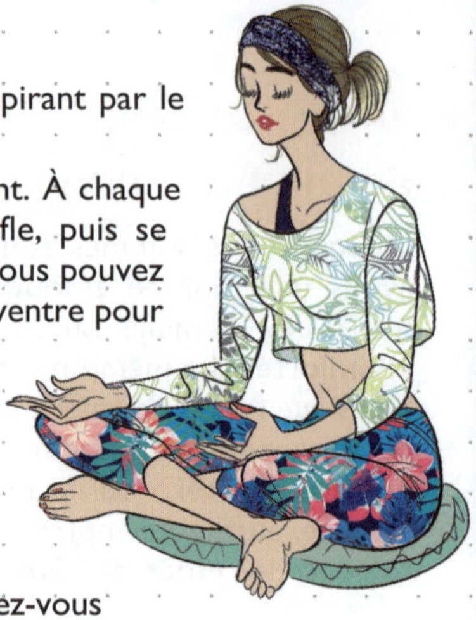

5. À chaque expiration, videz un peu plus vos poumons en rentrant doucement votre nombril, détendez votre visage, vos mâchoires, vos épaules et votre ventre. Vous êtes dans votre bulle de paix. Petit à petit, votre corps s'apaise, les tensions se relâchent. Vous vous reconnectez à vous-même. Laissez-vous porter par le va-et-vient de la respiration, ces vagues d'amour et de tendresse dont vous vous laissez bercer et pénétrer tout votre être. Si des pensées vous traversent c'est complément normal. Laissez-les passer et revenez au souffle, sans aucune culpabilité.
6. Quand c'est le bon moment pour vous de revenir à vos activités, une fois le calme obtenu, prenez à nouveau trois respirations profondes en expirant longuement par la bouche.
7. Frottez les deux paumes de vos mains ensemble. Créez de la chaleur, puis placez-les sur vos paupières. Enfin, doucement, ouvrez les yeux. *Namaste*.

Je soigne ma digestion

La digestion est le moment où votre corps va métaboliser les aliments pour les mettre à la disposition de votre organisme. L'appareil digestif est une énorme machine qui utilise 70 % de notre énergie. Faciliter la digestion vous évitera le gros coup de barre post-repas, des dérangements digestifs (douleurs, ballonnements, gaz, remontées acides) et vous permettra de mieux assimiler les nutriments pour optimiser le fonctionnement de votre corps, retrouver la forme et la santé. Mais une bonne digestion garantit également une bonne évacuation, évitant les problèmes de stockage responsables du surpoids, et une bonne assimilation qui évite les carences alimentaires.

Comment faire ?

- Privilégiez les fibres : elles sont satiétogènes, elles prennent du volume dans le tube digestif, ce qui va favoriser le transit intestinal.
- Faites les bonnes associations alimentaires : évitez de trop complexifier vos plats. En effet, plus les ingrédients seront mélangés, plus votre corps aura des difficultés à les reconnaître et les digérer. Par exemple évitez de multiplier les sources de protéines lors d'un même repas. Évitez les aliments acides accompagnés d'amidon, car les aliments acides annulent la

production de l'enzyme digestive des amidons et farineux. En bref privilégiez une seule sorte de protéines et une seule sorte de glucides.

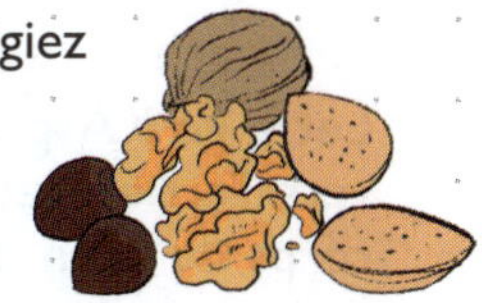

- Évitez de manger des fruits à la fin d'un repas, cela entraîne une mauvaise digestion, le fruit fermentant le temps que le reste du repas se digère. Mangez les aliments digestes (comme les crudités) en premier.
- Favorisez des repas légers et espacez vos repas (3 à 4 heures au minimum), pour laisser à votre corps le temps de digérer le précédent.
- Évitez de boire pendant les repas car l'eau dilue les sucs digestifs mais il est indispensable de bien s'hydrater tout au long de la journée, buvez environ 1,5 l d'eau en plus de vos thés et tisanes..

Ma séance yoga ciblée digestion et ventre plat

Lorsque vous ressentez votre digestion lente ou douloureuse, lorsque votre ventre est gonflé, le yoga peut venir en renfort ! Cette séance spéciale digestion vous permettra de stimuler les organes internes responsables de la digestion, grâce à des mouvements de torsion qui les « essorent » ou grâce à des compressions, afin de retrouver un confort digestif. Attention toutefois à pratiquer cette séance à distance des repas (3 heures).
Durée de la séance : 20 min.

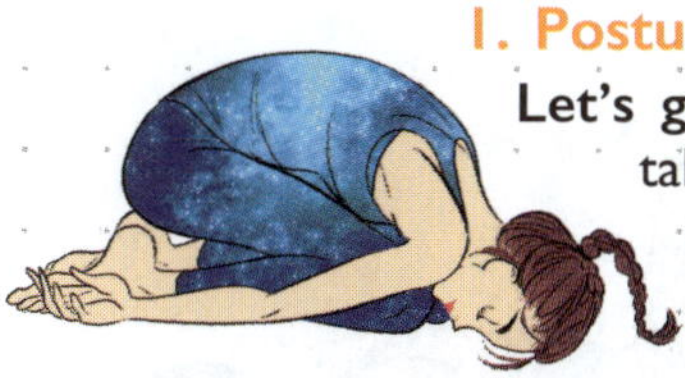

1. Posture de l'enfant

Let's go ! Depuis la posture à quatre pattes, asseyez-vous sur vos talons, le buste déposé sur les cuisses. Gardez les jambes jointes afin de masser naturellement le ventre grâce au mouvement de la respiration.
Combien ? 10 respirations

2. Échauffement salutation au soleil

Let's go ! Depuis la posture de l'enfant, placez-vous en chien tête en bas (voir p. 23) en revenant à quatre pattes et en levant les hanches vers le plafond. Puis faites des petits pas pour avancer à l'avant du tapis. Déroulez votre colonne vertèbre par vertèbre pour vous redresser, et enchaînez sur la salutation (voir p. 22).
Combien ? 6 répétitions minimum

3. Chaise twistée

Let's go ! Depuis la posture de la montagne, fléchissez les jambes, placez le poids du corps dans les talons (les genoux ne doivent pas dépasser la ligne des orteils). Placez les paumes de mains en prière devant le cœur, puis pivotez le buste pour placer le coude droit à l'extérieur de la cuisse gauche.
Combien ? 6 respirations de chaque côté

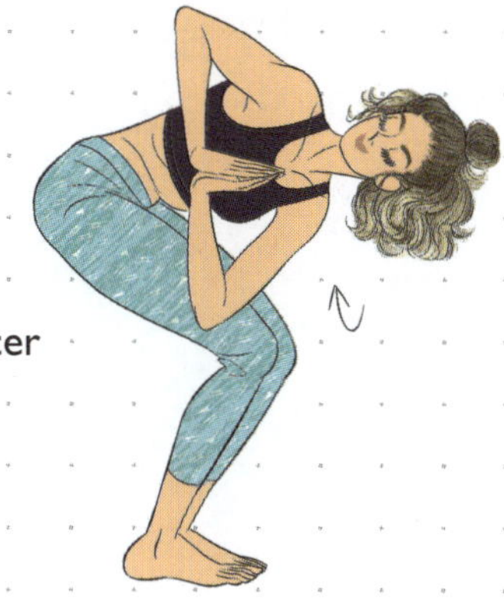

4. Fente twistée

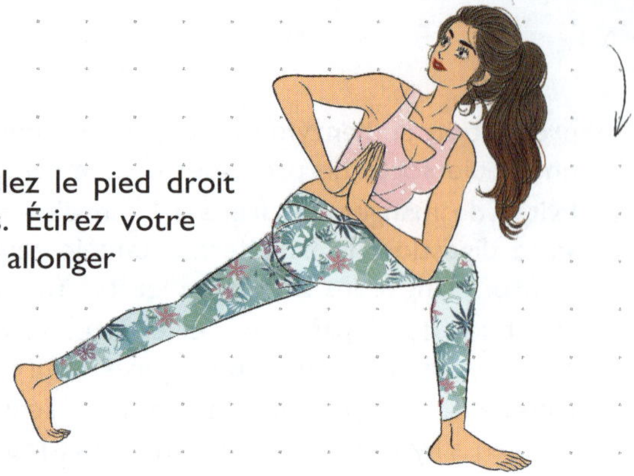

Let's go ! À partir de la chaise twistée, reculez le pied droit vers l'arrière et posez les orteils sur le tapis. Étirez votre corps du talon droit au sommet du crâne pour allonger votre colonne.
Combien ? 6 respirations de chaque côté

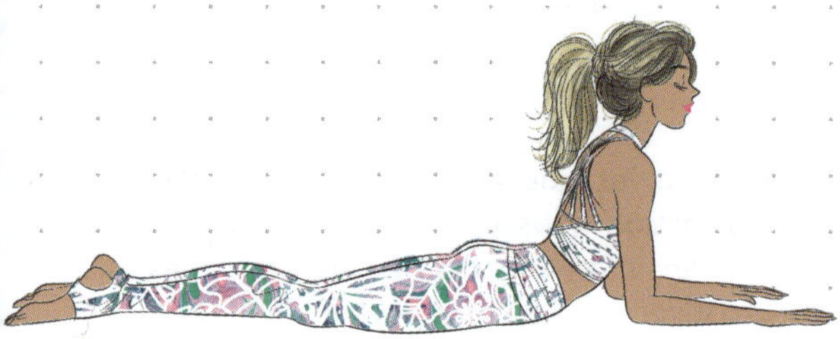

5. Sphinx

Let's go ! Allongez-vous au sol à plat-ventre, appuyez-vous sur vos avant-bras en plaçant vos coudes sous vos épaules pour former un angle droit avec vos bras. Pressez les mains à plat au sol et étirez le sommet du crâne vers le ciel. Observez comme votre ventre est massé naturellement au passage de la respiration.
Combien ? 10 respirations

6. Torsion simple au sol

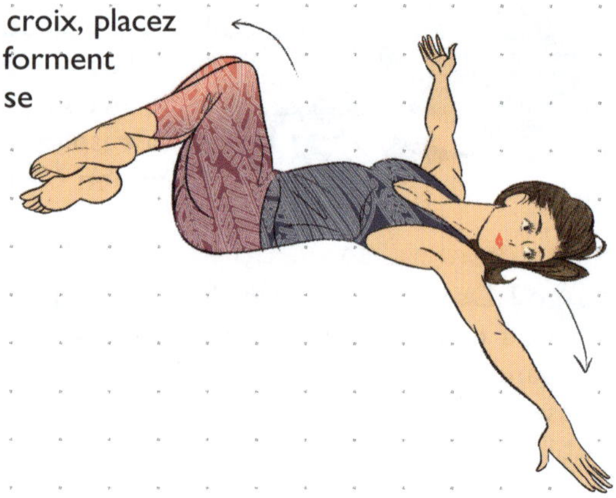

Let's go ! Allongez-vous sur le dos, les bras en croix, placez les genoux au-dessus des hanches, les jambes forment un angle droit, puis laissez les deux jambes se poser doucement au sol sur le côté droit. Les deux épaules se rapprochent le plus possible du sol. Respirez profondément, détendez-vous dans la posture.
Combien ? 10 respirations de chaque côté

CHAPITRE 3

JE CASSE MES HABITUDES !

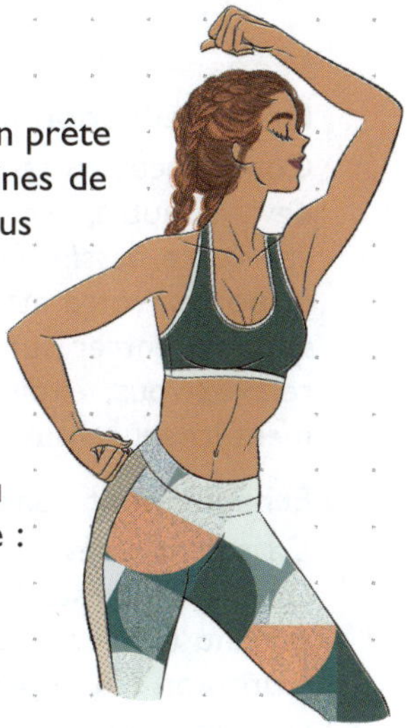

Maintenant que vous connaissez toutes les bonnes pratiques, vous êtes fin prête à vous lancer dans le *programme yoga minceur*. C'est parti pour 6 semaines de bonheur, car vous allez prendre soin de vous, apprendre à mieux vous connaître et à vous challenger pour aller vers du positif ! Ça démarre avec une semaine pleine de surprises pour casser complètement votre routine et vos (mauvaises ?) habitudes. Prête à sortir de votre zone de confort pour récupérer un peu de pep's et célébrer le début de votre nouvelle vie minceur ? Au programme, yoga doux et détox pour dire cia-ciaoo aux problèmes et aux petits kilos ! C'est le moment où vous reprenez le pouvoir ! Un seul mantra pour cette première semaine : I CAN DO IT !

Semaine 1 : mon training yoga minceur pour me remettre en forme

Je démarre en douceur avec le *hatha yoga*

Pour cette première semaine, vous allez commencer avec une session douce ciblée sur l'harmonie et la respiration pour vous reconnecter gentiment à votre corps, assimiler les bases du yoga et vous remettre en forme.

Pourquoi ?

Si vous n'avez pas pratiqué une activité sportive depuis un moment, il est préconisé de recommencer progressivement à un rythme modéré. L'idée, c'est de remettre en route votre organisme, notamment les muscles, les articulations et le système cardiovasculaire. Le *hatha yoga*, doux, est donc idéal pour débuter ce programme et accompagner votre phase de détox alimentaire. Il va vous permettre d'écouter votre corps et de gérer en autonomie votre temps de récupération entre les postures.

Comment se déroule la séance ?

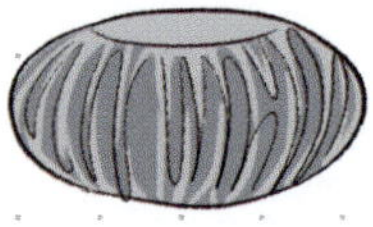

Vous enchaînerez les postures debout classiques pour vous familiariser avec le yoga, vous apprendrez à bien vous placer et commencerez à activer votre corps en vous remusclant tout en douceur ! Et enfin vous passerez au sol avec des flexions avant et arrière pour assouplir la colonne vertébrale et vous réaligner. L'objectif de cette séance est de rééquilibrer le corps pour une reprise sportive en douceur.

Les postures de la semaine

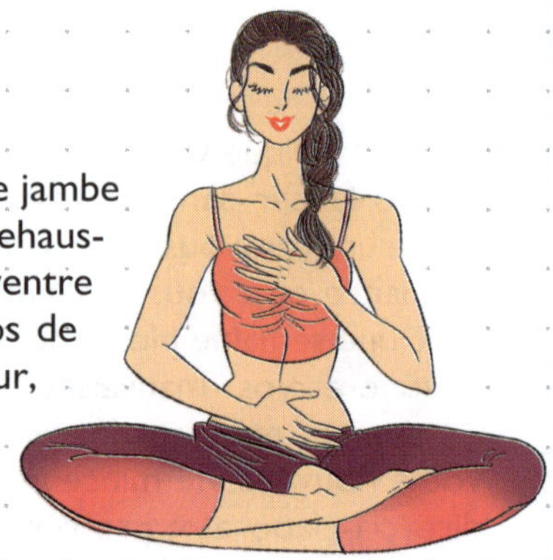

Préparation et échauffement

First, méditation pour me recentrer (voir p. 36)

Commencez votre séance assise confortablement en tailleur, une jambe devant l'autre, avec un coussin sous la pointe des fesses pour rehausser votre bassin. Placez une main sur le cœur, l'autre sur le ventre et portez votre attention sur votre respiration. Prenez le temps de vous recentrer sur votre corps, observez votre énergie du jour, relaxez-vous, expiration après expiration. Passez à l'échauffement lorsque vous vous sentez prête et parfaitement détendue.

Échauffement : salutation au soleil

Ça sert à : réveiller le corps.

Go ! Reproduisez la série (voir p. 22). Vous pouvez commencer les deux premiers cycles lentement, tout en douceur, puis accélérer au fur à mesure de l'assouplissement de votre corps.

Combien ? 6 répétitions de l'enchaînement complet (de 4 à 10 répétitions selon votre énergie et le temps dont vous disposez).

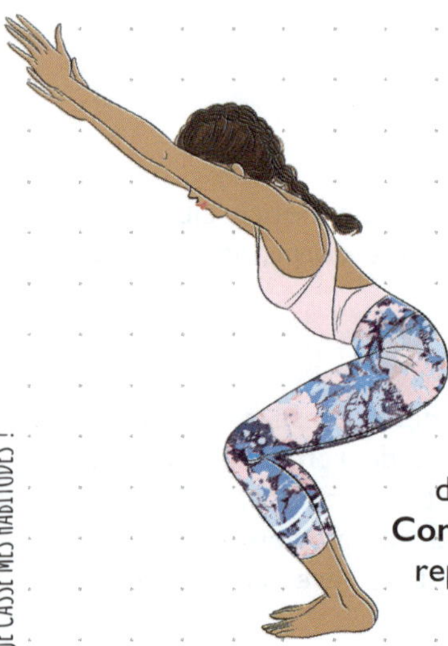

Hatha yoga

Chaise

Ça sert à : renforcer les jambes, travailler votre mental et votre détermination.

Go ! Debout… Inspirez, expirez et fléchissez les deux jambes, comme si vous vous asseyiez sur une chaise imaginaire, les bras vers le ciel, ou parallèles au sol, ou les mains en prière devant le cœur si des tensions se présentent au niveau des épaules. Rétroversez le bassin, fesses légèrement rentrées, pubis en avant, pour protéger le bas du dos. Le poids du corps est dans les talons pour accentuer le travail de renforcement de l'arrière des jambes. Respirez profondément dans la posture.

Combien ? Maintenez pendant 8 respirations, puis relâchez la posture, reposez-vous dans la posture de la montagne pour 2 respirations

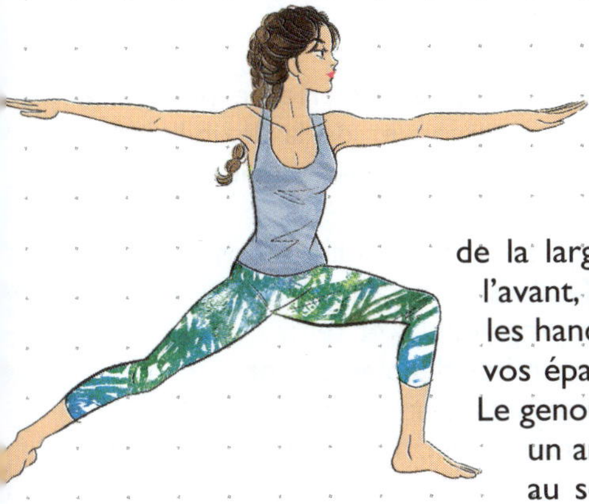

Guerrier II

Ça sert à : renforcer les jambes, vous centrer sur votre objectif minceur.

Go ! Depuis la posture de la montagne, inspirez, placez-vous de profil sur votre tapis et ouvrez les deux jambes de la largeur de vos bras… Expirez, ouvrez le pied droit vers l'avant, fermez le pied gauche à 90°. Puis placez vos mains sur les hanches pour vérifier qu'elles sont ouvertes et alignées avec vos épaules. Vos épaules et vos hanches forment un rectangle. Le genou droit est plié juste au-dessus de la cheville pour former un angle droit. Puis ouvrez les bras à l'horizontale, parallèles au sol. Les bras sont actifs, vous les étirez à l'opposé l'un de l'autre, jusqu'au bout des doigts. Faites une rétroversion du bassin (fesses rentrées, pubis vers l'avant). Portez votre regard et votre attention sur votre index, c'est votre point de concentration. Il représente la direction dans laquelle vous voulez aller, rien ne vous arrêtera ! Inspirez et expirez profondément. Répétez votre mantra dans la posture : I CAN DO IT !

Combien ? 8 respirations de chaque côté

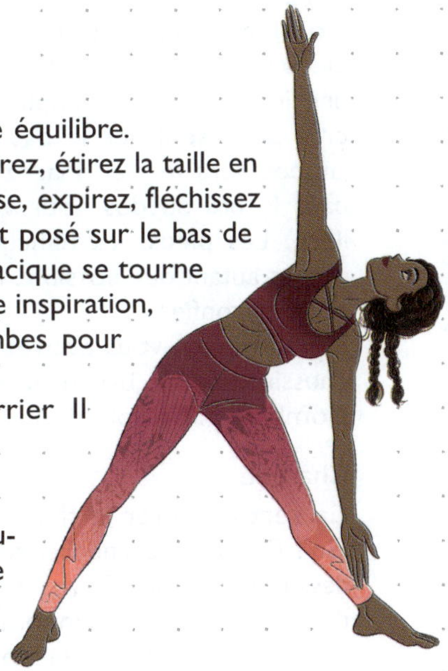

Triangle

Ça sert à : renforcer les jambes, étirer la taille, travailler votre équilibre.

Go ! Depuis la posture du guerrier II, tendez la jambe avant. Inspirez, étirez la taille en avançant votre bras comme si vous vouliez attraper quelque chose, expirez, fléchissez le buste vers la jambe avant. Le dos d'une main est délicatement posé sur le bas de la jambe avant, l'autre main est dirigée vers le ciel. La cage thoracique se tourne vers le ciel. Respirez profondément dans la posture. Puis, sur une inspiration, redressez le buste ; sur une expiration, refermez les deux jambes pour vous placer à l'avant du tapis dans la posture de la montagne.

Combien ? 6 respirations puis répétez l'enchaînement guerrier II et triangle de l'autre côté

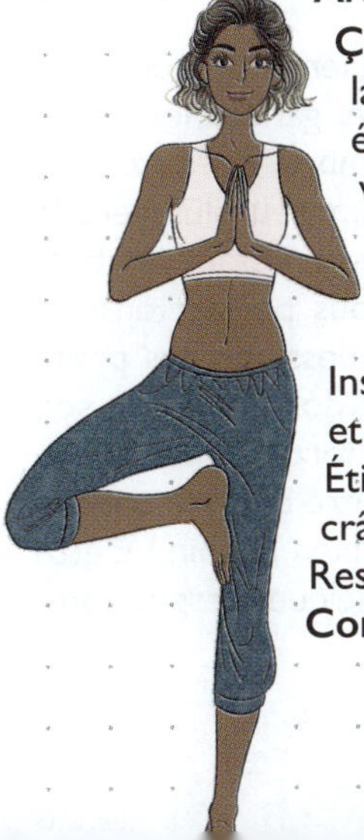

Arbre

Ça sert à : renforcer les jambes et les articulations, travailler votre concentration et votre équilibre pour un meilleur ancrage, ce qui vous permet de vous sentir bien dans votre corps, en phase avec lui. Cela vous apprend aussi à canaliser votre énergie à bon escient.

Go ! Depuis la posture de la montagne, fixez un point devant vous. Inspirez, placez vos deux mains jointes devant la poitrine, montez un genou et expirez, ouvrez-le sur le côté pour obtenir une belle ouverture de hanche. Étirez-vous en pressant votre pied dans le sol et en poussant le sommet du crâne vers le ciel. Vous êtes calme, ancrée, rien ne peut vous faire tomber ! Respirez profondément dans la posture.

Combien ? 8 respirations, puis répétez de l'autre côté

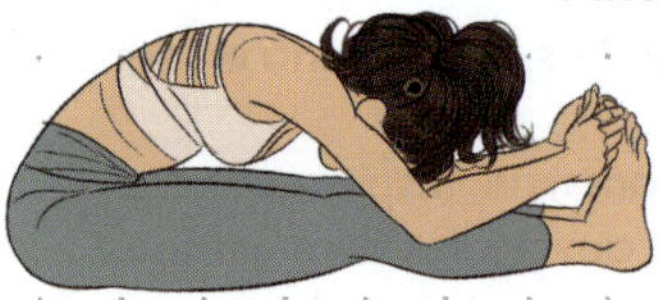

Pince assise

Ça sert à : assouplir la chaîne musculaire postérieure (jambes et dos). Grâce à cette posture, vous retrouvez de la flexibilité dans votre corps, mais aussi dans votre esprit, qui accueille vos nouvelles habitudes alimentaires.

Go ! Asseyez-vous au sol. Avant d'entrer dans cette posture, n'hésitez pas à saisir la chair des fessiers et à la rouler vers l'arrière pour faciliter la flexion du bassin… Déposez le buste sur vos jambes et tentez de saisir les orteils avec les doigts. Vous pouvez garder les jambes fléchies autant que nécessaire pour maintenir le contact cuisse-ventre et protéger votre dos. À chaque inspiration, étirez votre colonne ; à chaque expiration, relâchez le poids de la tête et détendez-vous.

Combien ? 8 respirations

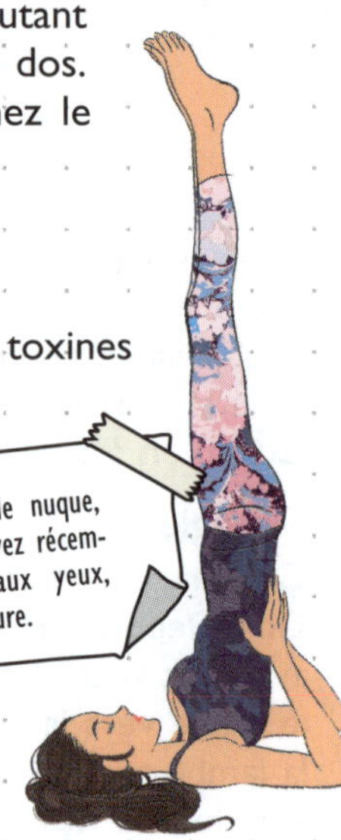

Chandelle

Ça sert à : favoriser la circulation sanguine et lymphatique pour éliminer les toxines et les graisses.

Go ! Démarrez allongée au sol, le genoux fléchis, pieds au sol et les bras le long du corps. Prenez une inspiration, puis expirez en pressant dans les bras pour soulever le bas du dos et monter les jambes vers le ciel. Placez vos mains en soutien dans le bas du dos pour vous maintenir en équilibre. Les pieds, les hanches et les épaules sont alignés autant que possible. Respirez en observant votre ventre se gonfler et se dégonfler.

Si vous avez des problèmes de nuque, de l'hypertension ou si vous avez récemment subi une opération aux yeux, mieux vaut éviter cette posture.

Option soft : vous pouvez vous placer près d'un mur, avec un ou deux coussins sous le bassin et les jambes en l'air pour une inversion en douceur.

Combien ? 8 respirations

Charrue

Ça sert à : étirer la chaîne musculaire postérieure et se détendre.

Go ! Depuis la chandelle, sur une expiration, laissez les deux jambes basculer lentement par-dessus votre tête. Si vos pieds ne touchent pas le sol derrière votre tête, gardez les mains dans le bas du dos. Sinon, posez vos orteils sur le tapis et tendez les jambes. Pressez dans les épaules pour monter vos ischions (petits os de la pointe des fesses) un peu plus vers le ciel dans le but d'allonger la colonne. Pour sortir de la posture, expirez en pressant les bras dans le sol et déroulez la colonne doucement, vertèbre par vertèbre. Vous pouvez ensuite ramener les deux genoux contre votre buste et dessiner des petits cercles avec les genoux pour masser le bas du dos contre le sol. Il est complètement normal de ressentir une forte sensation de chaleur dans le bas du dos, c'est simplement votre énergie qui circule et, visiblement, vous en aviez bien besoin ! Cette sensation va s'estomper après quelques respirations.

Combien ? 8 respirations

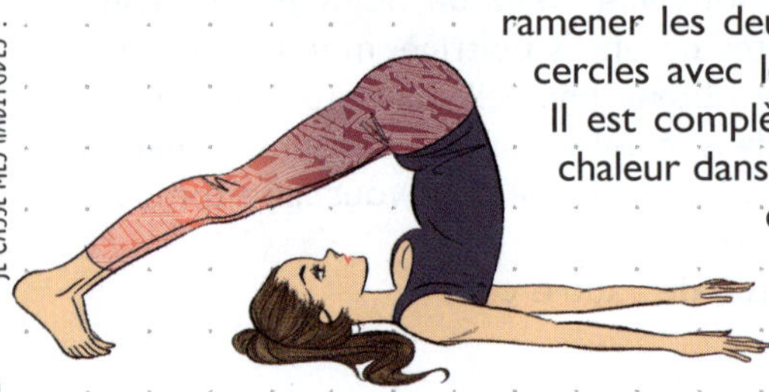

Demi-pont

Ça sert à : renforcer les fessiers.

Go ! Allongée au sol, les pieds au sol sous les genoux et les bras le long du corps, inspirez, puis expirez en pressant dans vos deux pieds pour monter le pubis vers le ciel. Rétroversez légèrement le bassin pour allonger le bas du dos et ainsi éviter tout pincement. Pour quitter la posture, déroulez lentement la colonne sur une expiration. Ramenez les genoux vers vous, cuisses contre votre ventre, entrelacez les doigts atour des jambes et dessinez des cercles de genoux pour masser le bas du dos.

Combien ? 6 à 8 respirations

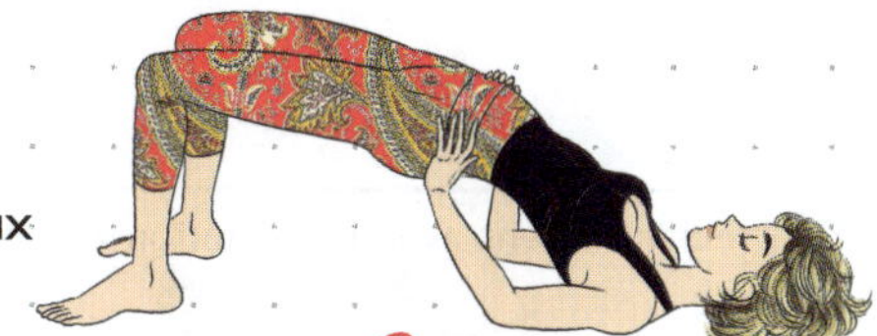

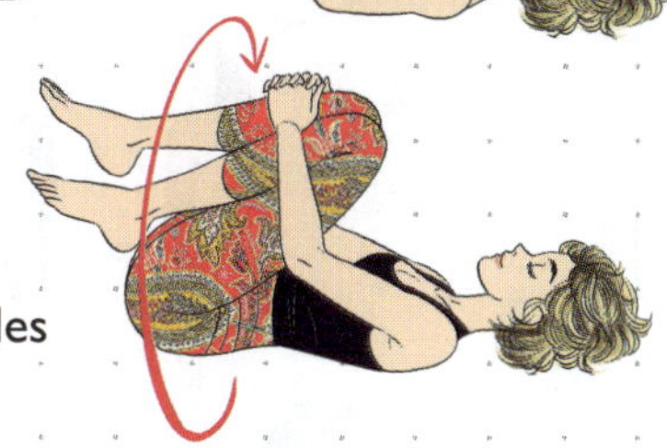

Clôture

Relaxation finale : ***savasana***

Ça sert à : relâcher tout votre corps et vous relaxer.

Go ! Allongée sur le sol, ouvrez les jambes de la largeur du tapis, les doigts de pieds tournés vers l'extérieur, les paumes de main vers le ciel. Vous pouvez vous couvrir et poser un linge sur vos yeux, ou les fermer. Dans cette posture, le but est de rester totalement immobile. Seul votre ventre bouge au rythme de la respiration. Respirez en vous laissant fondre à chaque expiration sur le sol, en relâchant tout le poids du corps. C'est le moment de vous ressourcer et de retrouver de l'énergie dans l'immobilité. Quand vous vous sentez prête, passez sur le côté en position fœtale pour venir ensuite vous asseoir. Observez avec bienveillance votre corps et votre mental après cette pratique. Prenez le temps de remercier votre corps et de lui transmettre de la gratitude. Joignez vos mains devant le cœur et rapprochez le front des mains. *Namaste*.

Combien ? 5 minutes, plus si vous en ressentez le besoin

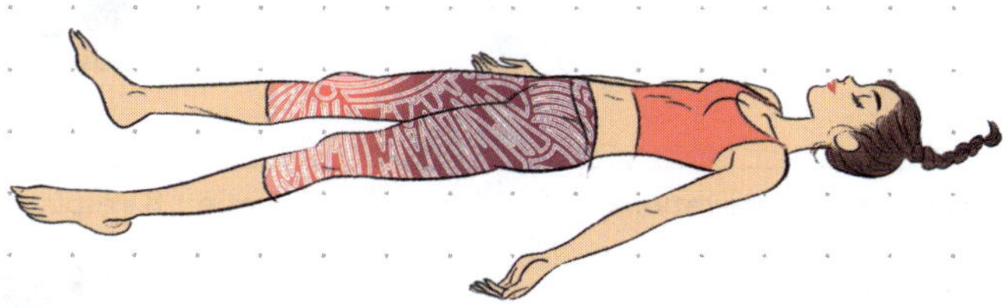

Et c'est parti !

Quel rythme ? Maintenez les postures durant 6 à 8 respirations selon les postures. Prenez 2 à 3 respirations en montagne entre chaque posture (ou plus si besoin) pour ramener le corps à la neutralité et observer l'effet de la posture.

Quelle durée totale ? 30 minutes

Combien de séances ? Au minimum 2, et pourquoi pas 3 ou 4 fois selon votre objectif et votre envie (voir p. 18) !

La séance

▷ Échauffement avec la salutation au soleil : 6 cycles

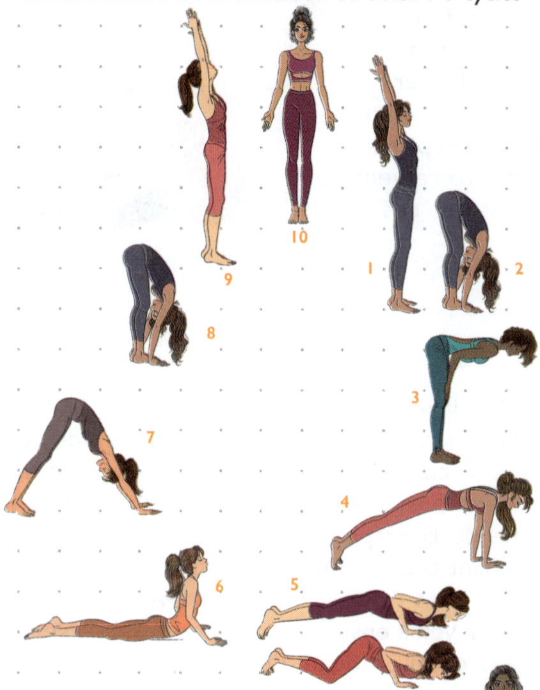

▷ Chaise :
8 respirations

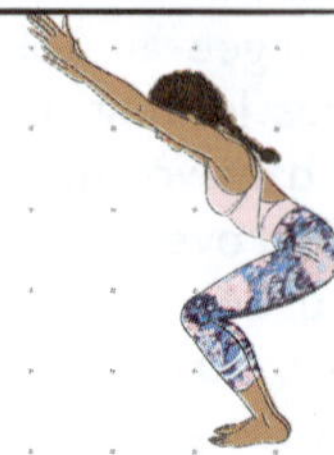

▷ Guerrier II :
8 respirations
d'un côté
puis de l'autre

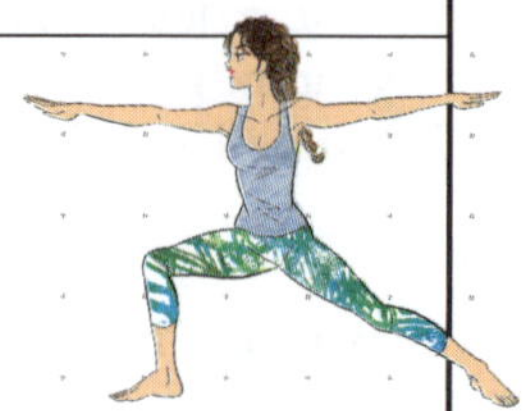

▷ Triangle :
6 respirations
d'un côté
puis de l'autre

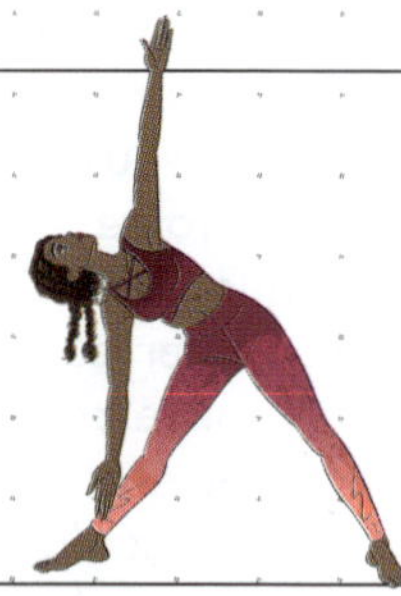

▷ Arbre : 8 respirations d'un côté
puis de l'autre

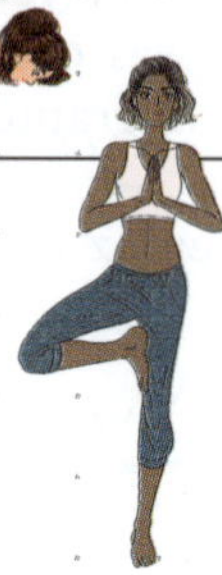

▷ Pince assise : 8 respirations

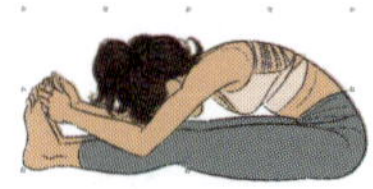

▷ Chandelle : 8 respirations

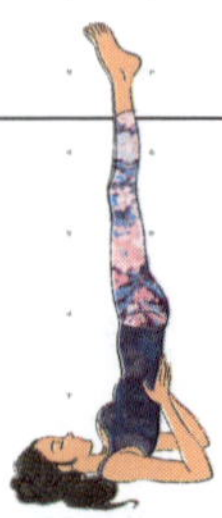

▷ Charrue : 8 respirations

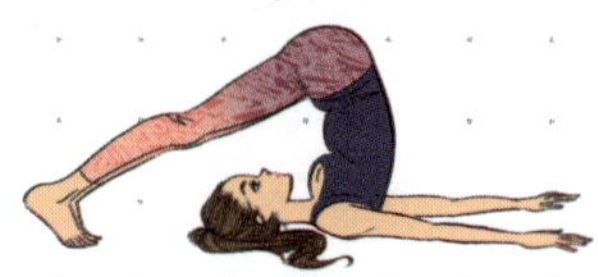

▷ Demi-pont : 6 à 8 respirations

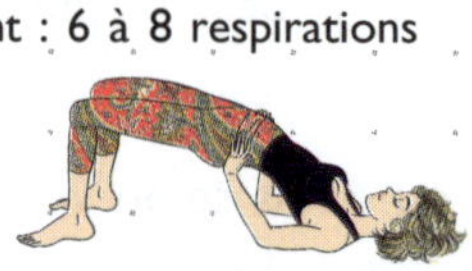

▷ Relaxation finale : *savasana*

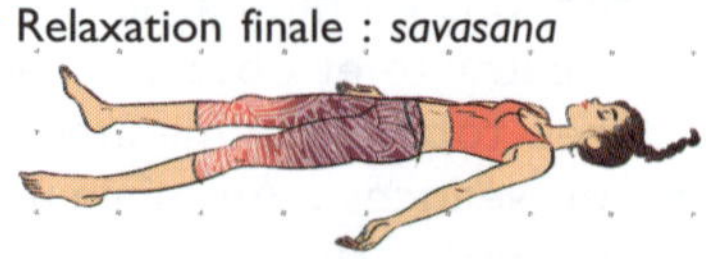

Semaine 1 : mon challenge alimentation pour me détoxifier !

Retrouvez chaque semaine un défi alimentation pour vous challenger, purifier votre organisme et maximiser le processus minceur entamé grâce au yoga. Cette première semaine est placée sous le signe de la cure de jus pour reprendre complètement à zéro !

La détox, à quoi ça sert ?

À force de manger, le corps s'encrasse. Il absorbe beaucoup de toxines (produites par notre propre corps) et ingère autant de toxiques, dus notamment à une alimentation moderne très industrialisée. Alors, l'organisme se fatigue, il a plus de difficultés à éliminer les toxines et la digestion peut parfois s'avérer laborieuse. Faire une détox va vous permettre de nettoyer les émonctoires, organes dédiés à l'évacuation des déchets (foie, intestin, poumon, peau et reins) et de reposer votre corps pour l'aider à se régénérer.

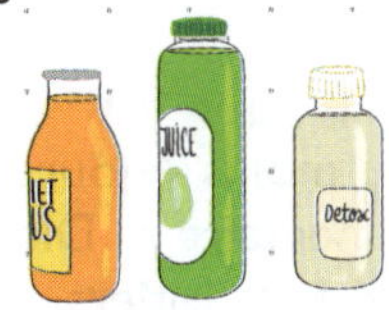

Un nouveau départ

Commencer ce programme par une détox est une démarche symbolique. Nettoyer son corps de l'intérieur, pour nettoyer le passé et repartir de plus belle sur une dynamique positive, avec de nouveaux réflexes au quotidien. Objectif number one : optimiser la pratique physique avec une alimentation plus saine et équilibrée pour atteindre son body goal !

Je fais une cure de jus

Une cure de jus consiste à se nourrir uniquement de jus de fruits et légumes frais sur une période donnée. L'objectif de cette alimentation liquide est de mettre l'ensemble du système digestif au repos (celui-ci n'a plus besoin de travailler pour transformer les aliments solides en nutriments) pendant plusieurs jours, tout en faisant le plein de vitamines et minéraux. Pas de panique, vous n'allez pas avoir faim ni vous sentir fatiguée, car en réalité, vous continuez à vous nourrir de fruits et légumes. En bonus, c'est vous qui choisissez la durée de la cure, entre 1 et 3 jours.

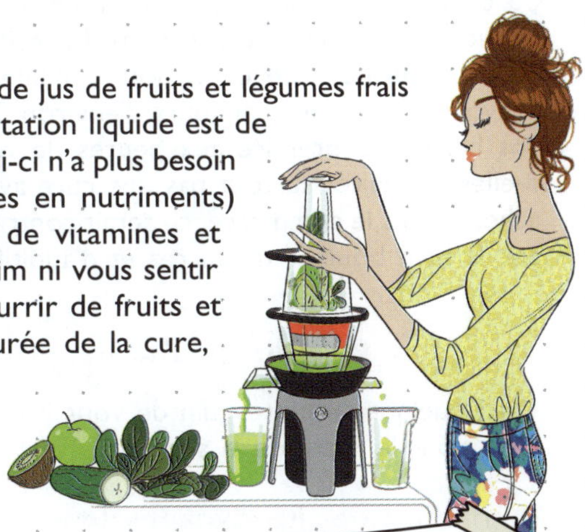

Objectif forme et minceur !

La cure de jus va casser vos mauvaises habitudes et vous aider à vous alléger. Après quelques jours, les effets sont là ! Vous aurez retrouvé un ventre plat, l'envie de manger sainement et une forme olympique ! De quoi vous motiver pour la suite !

Si vous avez une constitution fragile ou si vous êtes enceinte, la cure de jus est contrindiquée, sauf accord médical.

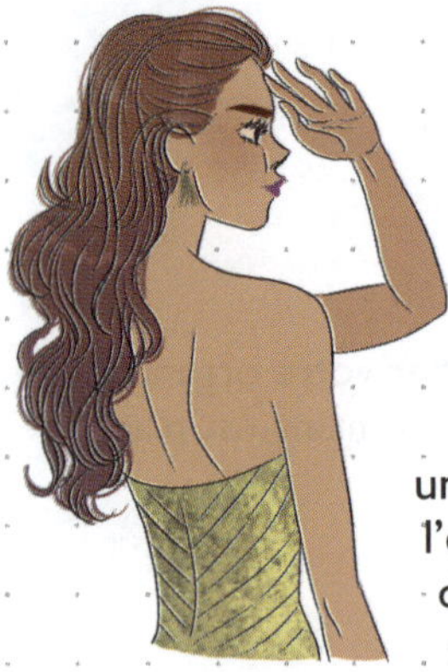

Je choisis mon moment

Commencez par choisir la durée de votre cure de jus : 1, 2 ou 3 jours (au maximum). Et respectez-la autant que possible. Si vous aviez prévu une journée et qu'elle se passe super bien, n'hésitez pas à continuer. *Spoiler alert* : le deuxième jour est le plus difficile ! Une fois passé, le troisième sera très facile pour la guerrière que vous êtes ! Choisissez une période où vous ne serez pas entourée de tentations, où vous avez l'esprit occupé et la possibilité de vous reposer et de prendre un peu de temps pour vous. Hydratez-vous : buvez de l'eau et des tisanes tout au long de la cure pour aider votre organisme à éliminer les toxines. C'est aussi un excellent coupe-faim !

Je prépare mon corps

Au moins 4 jours avant votre cure, préparez votre corps par une « descente alimentaire ». Diminuez les quantités de nourriture, ainsi que les viandes et produits laitiers, afin que la détox se fasse en douceur.

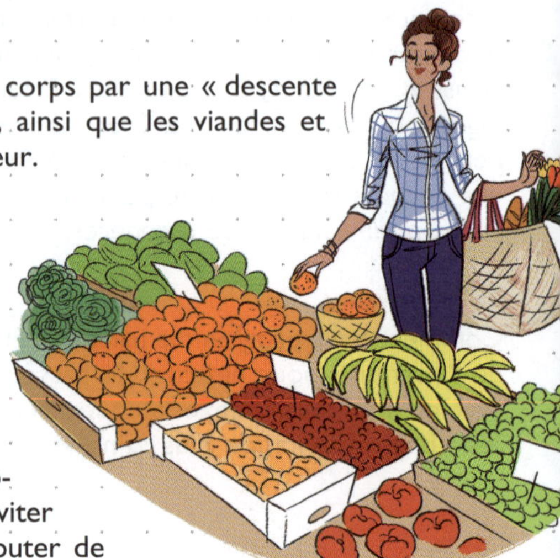

Je me lance

Faites le plein de fruits et légumes frais de saison (idéalement, issus de l'agriculture biologique) pour vous concocter de délicieux jus. L'idéal est d'utiliser un extracteur de jus avec une pression à froid, mais vous pouvez adapter en fonction de ce que vous avez chez vous : centrifugeuse, mixeur ou blender feront l'affaire ! Préparez vos jus en respectant la proportion 80 % de légumes et 20 % de fruits (afin d'éviter le sucre et les pics de glycémie). N'hésitez pas à ajouter de l'eau ou de l'eau de coco pour fluidifier le tout. Prévoyez 3 ou 4 jus par jours d'environ 50 cl selon vos besoins, à prendre aux heures de repas habituelles. Ne faites surtout pas une cure avec des jus achetés dans le commerce, ce serait contre-productif car ils sont bourrés de sucres et d'additifs.

Le 1er jour de votre programme de yoga minceur est le 1er jour de la cure de jus. Donc si vous souhaitez commencer le programme un lundi, anticipez votre descente alimentaire dès le jeudi de la semaine précédente. Pour la reprise alimentaire, adaptez selon votre ressenti, entre 3 et 5 jours.

Mes petits menus de la semaine

Voici quelques recettes afin de vous inspirer et de vous aiguiller dans votre reprise alimentaire pour le reste de la semaine.

Le matin : des jus dynamisants !

Jus de carotte

La carotte est très riche en vitamines B, C, D, E, G et K. Elle va permettre de restaurer l'organisme. C'est aussi

Jus *Smile baby*

Mixez 3 carottes, 1 orange, ½ citron, ½ pomme.
En option : 2 cm de gingembre et 3 cm de curcuma frais.

un excellent antioxydant grâce à la forte teneur en bêtacarotène qui vous donnera bonne mine et des good vibes.

Jus de betterave

La betterave contient de nombreux minéraux, notamment du fer, et aide le foie à éliminer les toxines. C'est un reconstituant sanguin naturel, elle permet d'augmenter le flux sanguin et l'oxygénation des muscles, ce qui facilitera votre reprise sportive.

Jus *Love your body*
Mixez 2 carottes, 1 pomme et 1 betterave.

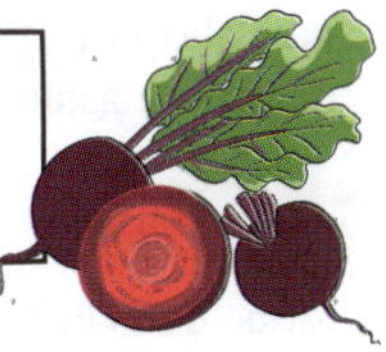

Le midi : un jus vert nourrissant pour faire le plein de protéines !

Les jus verts

La crème de la crème ! Riche en fibres et en nutriments, ce sont des jus rassasiants qui vont vous permettre de tenir tout l'après-midi. Alcalins, ils vont vous aider à lutter contre l'acidité de votre corps qui favorise la fatigue et le vieillissement. Les jus verts permettent une bonne élimination des toxines en soutenant le foie et les reins. N'hésitez pas à varier les plaisirs, vous pouvez aussi utiliser du céleri qui est un diurétique naturel, du kale ou du fenouil, dotés d'excellentes vertus digestives.

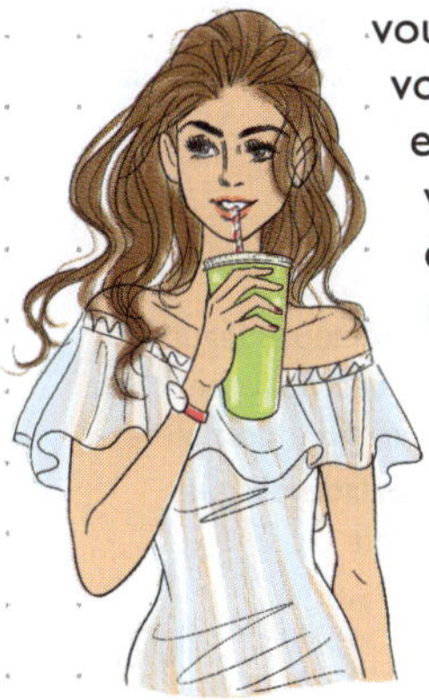

Jus vert *Douceur et gourmandise*
Mélangez 1 banane, 200 mL de lait d'amande, 3 feuilles de chou kale et ½ avocat.

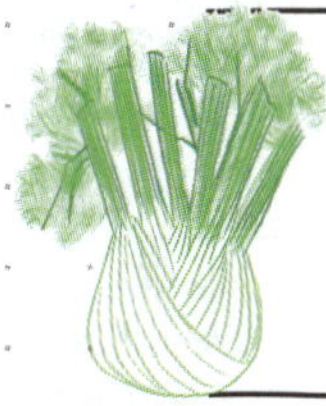

***Green juice* désaltérant**
Mélangez 2 branches de céleri, 2 poignées de jeunes pousses d'épinard, quelques bouquets de brocolis, ½ pomme, ½ citron et ½ orange.

Vous pouvez booster vos préparations en ajoutant 1 à 2 c. à c. de spiruline en poudre. Elle permet de renforcer le système immunitaire, améliore la résistance de l'organisme, et c'est une excellente source de protéines. Vous en trouverez facilement dans les magasins bios.

Le soir

Pour terminer la journée, n'hésitez pas à prendre un bouillon de légumes (cubes tout prêts), surtout si les températures sont un peu fraîches et que vous ressentez le besoin de vous réchauffer. Vous pouvez faire cuire des légumes et récupérer le bouillon, ou bien vous diriger vers des préparations en cube ou en poudre bio. Vous pouvez aussi opter pour un lait d'or chaud issu de l'ayurveda qui rappelle une soupe légèrement épicée et vous fera voyager en Inde le temps de sa dégustation.

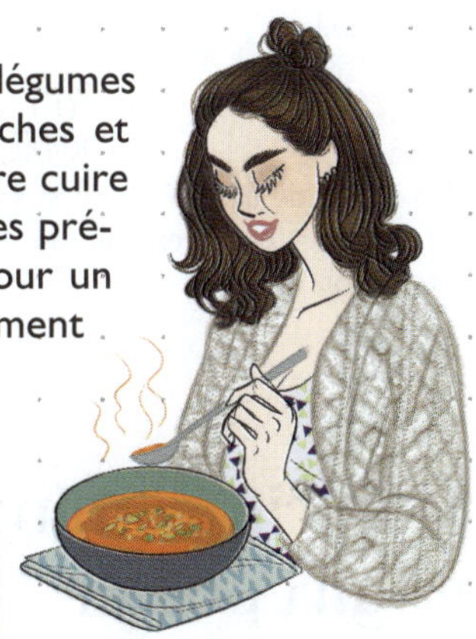

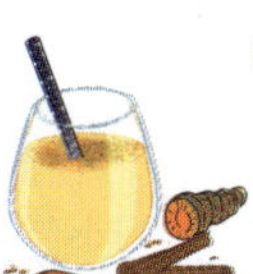

Lait d'or chaud
Mélangez 200 mL de lait végétal de votre choix, ½ cuillère à café de curcuma en poudre (idéalement du curcuma frais), 2 cm de gingembre. Épicez avec du poivre noir et de la cannelle en fonction de vos goûts. Vous pouvez aussi ajouter un peu de miel pour l'effet gourmandise ! Miam !

Reprise alimentaire après la cure de jus

Vous allez progressivement reprendre une alimentation solide. Le premier jour, tenez-vous-en aux aliments mous et aux fruits et légumes. Dès le deuxième jour, réintégrez de la diversité dans vos assiettes avec des protéines, des légumineuses et des céréales en petites quantités.

Jour 1

Petit déjeuner

Salade de fruits frais de saison

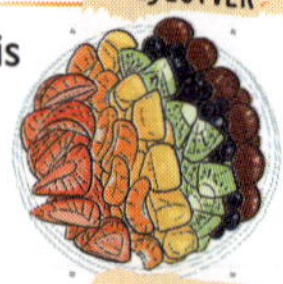

Déjeuner

Soupe de légumes
Salade de crudités

Dîner

Soupe de légumes
Compote

Jour 2

Petit déjeuner

Salade de fruits frais de saison

Déjeuner

Salade de concombre + du tofu poêlé (à l'ail des ours, par exemple) + des épinards cuits accompagnés d'une céréale complète de votre choix

Dîner

Soupe de légumes crus type gazpacho
Gratin de fenouil et de chou-fleur vegan

Jour 3

Petit déjeuner

Salade de fruits frais de saison

Déjeuner

Salade aux jeunes pousses d'épinards, radis noir, carotte, betterave accompagnée de houmous et d'un ou deux œufs (durs ou mollet)

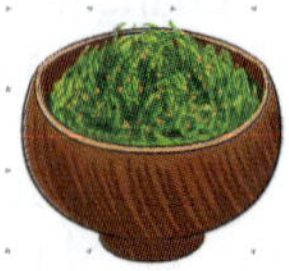

Dîner

Poêlée de légumes accompagnée d'une céréale complète
Salade d'algues (voir p. 65)

Jour 4

Petit déjeuner

Salade de fruits frais de saison + I yaourt + quelques noix de votre choix

Déjeuner

Poisson vapeur + une ratatouille et du riz

Dîner

Soupe au potimarron et aux lentilles corail

Jour 5

Petit déjeuner

Une salade de fruits frais de saison + I yaourt + quelques noix de votre choix

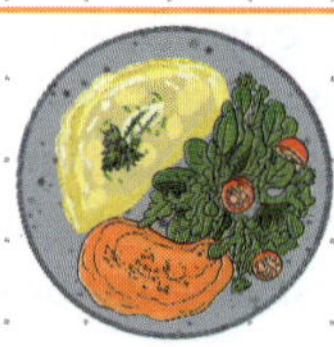

Déjeuner

Omelette + salade
Purée de carotte

Dîner

Une salade avec carotte, avocat, raisins secs et noix

Mon rituel minceur : ma respiration digestion & girl power

Pour accompagner votre processus détox, on commence avec une respiration qui va vous permettre de booster les effets minceur et vous redonner la pêche et la motivation !

Je stimule ma digestion

Initialement la respiration du feu est ce que l'on appelle un *kriya*, un exercice de purification des poumons et de l'intestin. Les mouvements actifs du ventre pendant cet exercice de respiration vont permettre de stimuler tout le système digestif. Cet exercice porte bien son nom, il va permettre de faire monter notre feu intérieur, le feu digestif que l'on appelle *agni*.

Je booste ma body estime

En vous réchauffant de l'intérieur, la respiration du feu va vous rebooster à fond ! Passion, force, confiance… vous êtes on fire ! Vous allez vous sentir plus présente et vivante que jamais, tout en réveillant tout votre corps et votre cœur !

Comment faire ?

Je m'entraîne

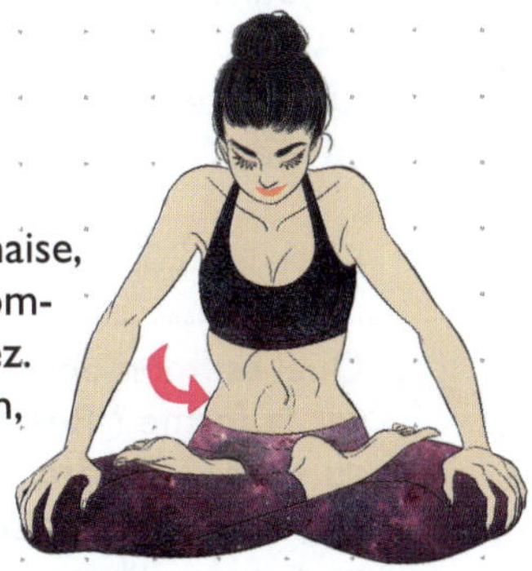

Asseyez-vous dans une posture confortable, en tailleur ou sur une chaise, le dos bien droit. Placez une main sur votre ventre et rentrez le nombril vers l'intérieur d'un coup sec en expirant fortement par le nez. La contraction de l'abdomen entraîne automatiquement l'expiration, comme si vous aviez reçu un coup dans le ventre ou que vous vouliez chasser une poussière de votre nez. Entraînez-vous à reproduire le mouvement plusieurs fois.

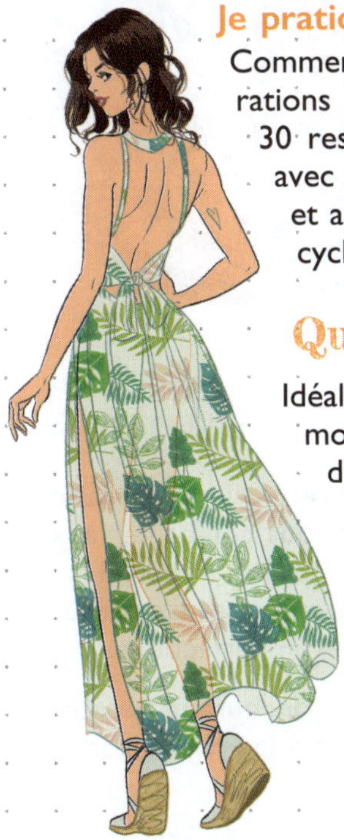

Je pratique pendant 5 minutes

Commencez par prendre 3 profondes respirations puis démarrez les respirations actives. L'exercice va se scinder en 3 parties. Un premier cycle de 30 respirations appelées pompes, allez-y lentement pour vous familiariser avec l'exercice. Sur les deuxième et troisième cycles, vous pouvez accélérer et aller jusqu'à 50 pompes. Prenez 3 profondes respirations entre chaque cycle. Terminez en observant vos sensations corporelles et mentales.

Quand pratiquer ?

Idéalement le matin avant de vous mettre au yoga. Mais n'hésitez pas à tout moment de la journée, dès que vous avez besoin d'un coup de boost, d'énergie ou de motivation. Bien évidemment, évitez le soir avant de vous coucher.

You are beautiful !

Cette semaine est la phase de lancement d'un programme qui va vous apprendre avant toute chose à vous aimer et à vous trouver belle dans votre corps ! Pendant ces six semaines d'aventures, vous allez avoir besoin d'autodiscipline et de détermination, car le changement ne s'opère pas en un claquement de doigts. Pour trouver cette persévérance et votre motivation, vous avez besoin de vous fixer un but !

Je réfléchis à mon objectif

Je comprends pourquoi je veux maigrir

C'est la première question à se poser lorsque l'on entreprend un projet. Pourquoi je fais cela ? Quelles sont les raisons qui me motivent ? Cette étape est essentielle pour vous donner la force d'y croire et vous y accrocher dans les moments challengeants ! Voici quelques questions à vous poser pour vous aider à déterminer votre vision :

- Aujourd'hui, pourquoi je fais le choix de me reprendre en main ?

  ....

- Qu'est-ce que je ne veux plus ? dans mon alimentation ? dans mon hygiène de vie ?

  ....

  ....

  ....

- Quel est mon objectif personnel ? Est-ce que je souhaite retrouver la forme ? Reprendre une activité physique ? Me défaire du sucre ? Perdre x kilos ? (Si vous vous fixez un objectif de kilos soyez raisonnable : 6 semaines c'est le début d'un rééquilibrage alimentaire qui doit se poursuivre sur le long terme. La perte de poids dépend également de chaque corps et de chaque morphologie. Pour une perte de poids durable sans effet yoyo, il est conseillé de viser 1 kilo par mois en moyenne.)

  ....

- Pour qui je le fais ? pour moi ? pour quelqu'un d'autre ? à cause du regard des autres ou des critiques ? pour répondre aux critères de beauté de la société que j'ai intégrés inconsciemment ?

  ....

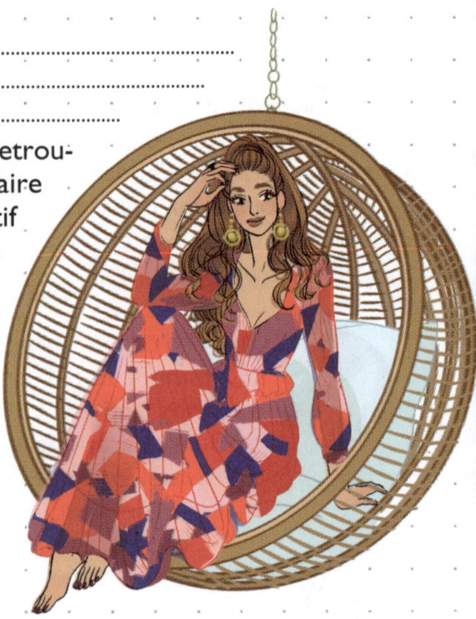

Je fais les choses pour moi

Lorsqu'il s'agit de votre corps, vous êtes la seule à qui vous devez plaire. Vous devez faire vos choix pour vous, votre bien-être et non pour plaire aux autres ou vous conformer aux diktats de la société. Vous êtes l'unique personne à qui vous devriez plaire. Aujourd'hui votre objectif premier doit être de vous sentir en harmonie avec vous-même et d'incarner pleinement qui vous êtes… avec vos formes, vos qualités et vos petites imperfections.

➾ Alors, êtes-vous sûre que vos motivations sont personnelles et concourent à votre bien-être ? Reprenez vos réponses aux questions ci-dessus et réfléchissez à la vraie raison…

Vous avez le droit de souhaiter mincir si c'est le chemin d'une vie plus saine et de plus de bien-être. Si vous sentez que ces kilos sont le témoin d'un déséquilibre de vie, alors votre but, en les gommant, est surtout de retrouver une vie et un corps qui vous correspondent. Si vous souhaitez mincir pour autrui ou pour correspondre à une certaine image de beauté, vous risquez d'être prise dans une spirale négative, à vous créer toujours d'autres complexes ou à ne jamais recevoir la reconnaissance ou la satisfaction que vous recherchez.

Je réajuste mon objectif grâce à la méditation et à l'écriture

Prenez un temps d'introspection au travers d'une méditation pour comprendre où vous en êtes aujourd'hui vis-à-vis de votre image et du rapport à votre corps. Le but est de vous recentrer afin de définir vos raisons d'entreprendre ce programme. Puis nous allons utiliser l'écriture, car c'est aussi un excellent moyen de se retrouver et de communiquer avec soi-même.

Je m'installe

Préparez-vous un espace accueillant et joli où vous vous sentez bien. Tamisez la lumière, allumez des bougies, de l'encens ou diffusez des huiles essentielles pour vous détendre. Vous pouvez mettre de la musique douce en fond. Imaginez que vous êtes en rendez-vous avec vous-même pour ce moment intime.

Je me détends

Installez-vous dans une position confortable, assise ou allongée tant que vous êtes la plus détendue possible. Commencez par prendre 3 respirations profondes en inspirant par le nez et en expirant par la bouche. Observez votre respiration naturelle, sentez votre ventre se gonfler et se dégonfler. Prenez le temps d'arriver dans votre pratique, d'atterrir sur votre tapis et de vous recentrer sur vos sensations corporelles. Observez votre énergie. Repérez d'éventuelles tensions. Remarquez si, au contraire, certaines zones de votre corps sont particulièrement détendues. Reconnectez-vous à votre intérieur en vous observant avec bienveillance. Placez les deux mains sur votre cœur. Inspirez et expirez dans la zone du cœur. Donnez-vous un peu plus d'amour à chaque respiration.

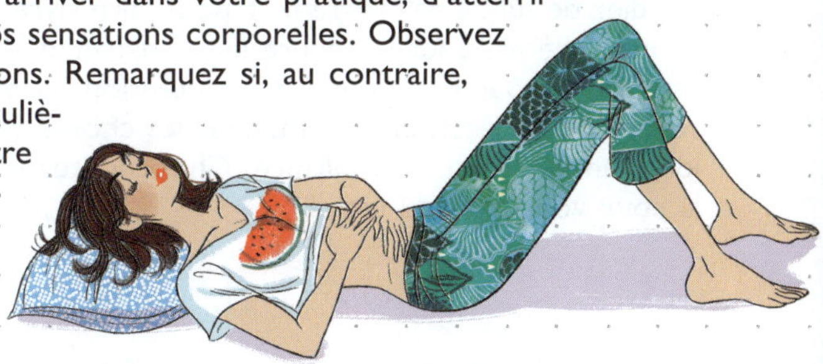

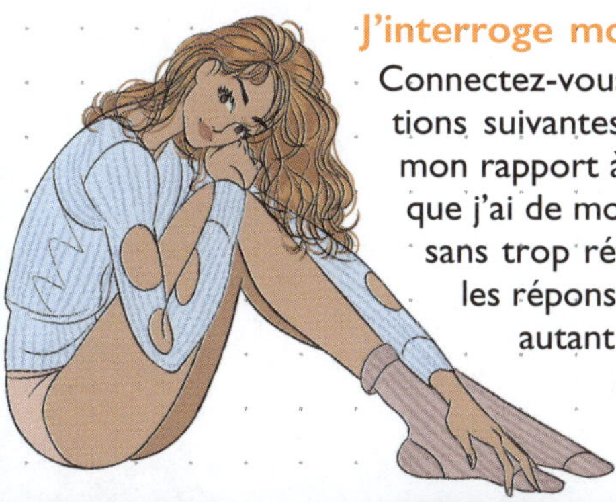

J'interroge mon cœur

Connectez-vous à votre cœur et laissez-le vous parler. Laissez les questions suivantes émerger et résonner en vous : « Quel est aujourd'hui mon rapport à mon corps ? Comment je le ressens ? Quelle est l'image que j'ai de moi-même ? » Observez ce qui ressort de ces interrogations sans trop réfléchir. Laissez votre corps et votre cœur vous apporter les réponses en laissant votre mental de côté. Posez-vous la question autant de fois que nécessaire jusqu'à ce qu'une réponse émerge.

Lorsque vous vous sentez prête, sortez tranquillement de cet état de relaxation, en vous installant sur le côté, en bâillant, en vous étirant.

Je prends des notes

Prenez ensuite un carnet ou votre *Cahier yoga minceur* et notez les réponses qui ont émergé. Prenez tout votre temps pour écrire. Si des émotions se présentent, respirez profondément, accueillez-les et laissez-les passer. Ces pages sont à vous, rien qu'à vous, c'est le moment d'exprimer toutes les choses que vous vous cachez peut-être à vous-même. Vous aurez peut-être des révélations, qui sait ? Écrire permet parfois de débloquer des situations, et surtout de vous libérer de vos pensées.

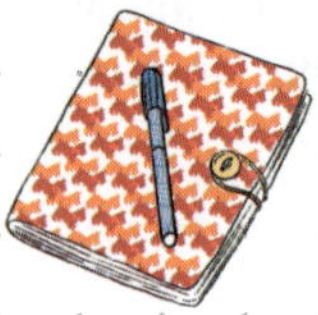

Si vous en avez envie, vous pouvez ajouter d'autres questions à cet exercice pour aider votre réflexion. Par exemple : Comment je me sens dans mon corps en termes d'énergie, de vitalité ? Comment je perçois mon corps ? Est-ce que je me trouve belle ? séduisante ? Est-ce que j'aime mon corps ? Quelles parties je préfère ? Laquelle j'aime le moins ? Pourquoi ? Que représente mon corps pour moi ? Comment je le considère ?

Il peut se passer beaucoup de choses pendant ce moment d'écriture. Quand vous avez terminé, laissez infuser et reposez-vous. Puis, quand vous vous sentirez prête, peut-être le lendemain matin, reprenez votre carnet et posez votre objectif : « Je souhaite mincir pour moi, pour telle ou telle raison. » Fixez-vous un objectif clair, lisible, facilement mémorisable, afin de l'avoir à l'esprit tout le long du programme. Et si, finalement, vous décidiez de suivre ce programme pour faire vivre votre corps, pour le libérer, pour le rendre léger, dynamique et heureux ? Et voilà, le tour est joué ! Votre intention du programme est scellée. Vous allez pouvoir attaquer les choses sérieuses dans la joie, l'amour et la bienveillance. Chouchoutez-vous, vous êtes là pour vous faire du bien !

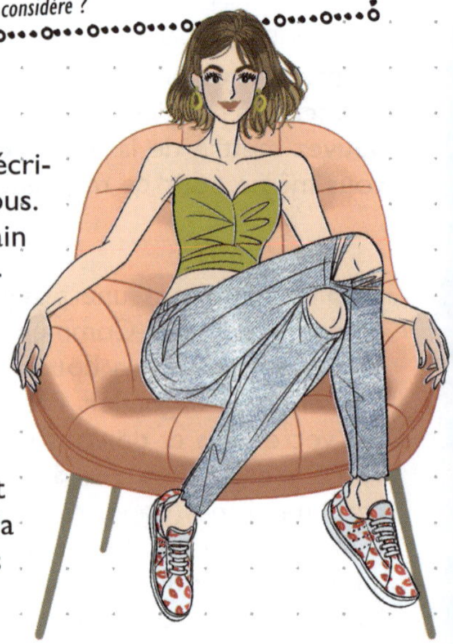

Chapitre 4

Je m'affine !

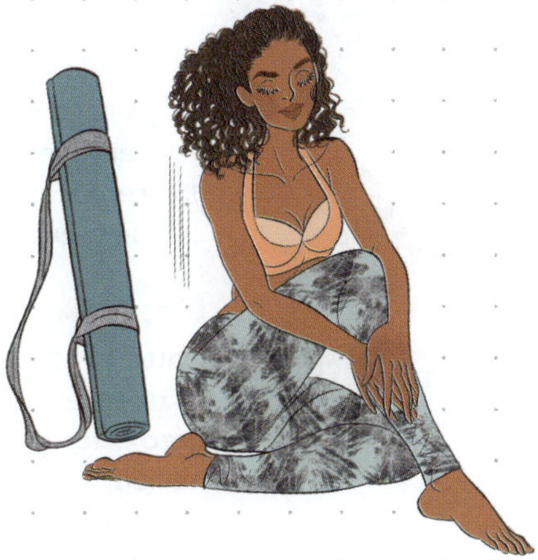

Maintenant que vous avez réactivé et détoxifié votre corps, il est temps de passer à la vitesse supérieure ! Pour cette deuxième semaine du programme : objectif minceur avec un training qui fait transpirer et une alimentation énergisante !

Semaine 2 : mon training de yoga cardio pour brûler des calories

Pour continuer à vous tailler un sexy body, vous allez devoir vous dépasser avec un training cardio sur mesure, basé sur un yoga dynamique et intense : le *Vinyasa*.

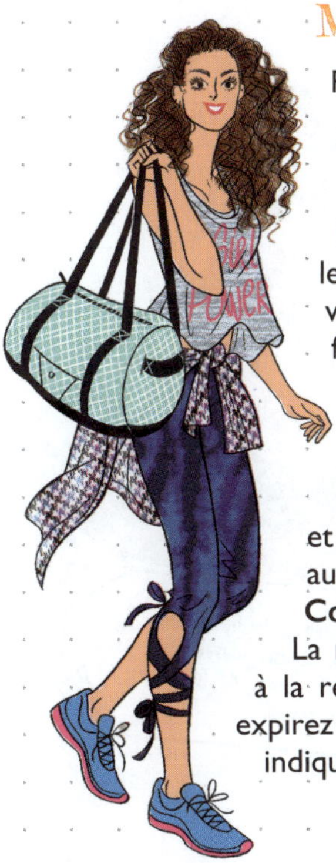

Mission brûle-graisse avec le *vinyasa yoga* !

Pour amorcer l'effet minceur, cette semaine, la stratégie repose sur 3 axes…

Booster le rythme en mode cardio !

Le *Vinyasa* est un yoga en mouvement, où les postures s'enchaînent les unes après les autres en coordination avec le souffle. En résumé : vous inspirez = vous faites un mouvement ; vous expirez = vous faites un mouvement. Eh oui, ça fait bouger vite, tout ça ! L'aspect rapide et cardio du *vinyasa* va vous permettre de transpirer pour brûler les graisses.

Mieux : les postures (guerriers, *vinyasa*), très dynamiques, ont été spécialement choisies pour vous permettre de brûler des calories et d'activer tout le corps ! Ce sont des postures intenses qui sollicitent aussi bien les jambes, que le haut du corps !

Comment synchroniser la respiration et le mouvement ?

La respiration rythme la pratique. Chaque mouvement est coordonné à la respiration. Le principe ? Inspirez sur les mouvements d'expansion, expirez sur les mouvements de repli. Le détail pour chaque posture sera indiqué dans le descriptif des séances.

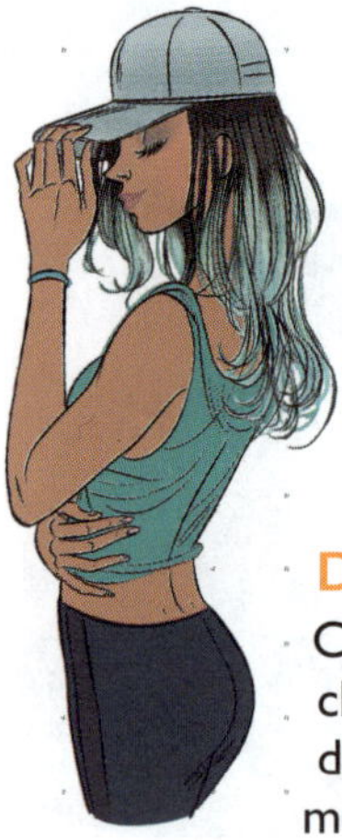

Continuer à muscler en profondeur !

Le *Vinyasa* permet de renforcer le corps dans son intégralité. Grâce au gainage et à la posture de la planche très souvent répétée, vous sollicitez l'engagement des bras et les abdominaux. Les jambes sont également renforcées grâce aux postures des guerriers et d'équilibre. Autant vous dire que la pratique peut être très intense !

Détoxifier

Cette pratique est aussi détox : en boostant le cardio on va transpirer et chasser les toxines. Mais la séance comporte aussi des postures spécialement détox, les postures de torsions qui sollicitent le système digestif pour une meilleure élimination (transit), afin de continuer à purifier l'organisme.

Bref, un combo fit !

C'est la semaine minceur par excellence, qui va vous permettre de vous dépenser, de transpirer et de vous fitter. C'est une séance challenging durant laquelle vous allez lâcher prise au niveau du mental et faire complètement le vide. Bref, vous allez vous sentir bien dans votre corps et dans votre esprit !

Les postures de la semaine

Préparation

Méditation

Ça sert à : vous recentrer avant de commencer la séance.

Go ! Commencez en posture assise de méditation, avec un coussin sous le bassin, pour vous vous aider à maintenir votre colonne étirée, le bassin légèrement antéversé, en équilibre sur les petits os des fesses (les ischions). Prenez un temps pour vous concentrer sur votre souffle. Vous respirez tranquillement par les narines. Laissez votre ventre se gonfler et se dégonfler. À chaque inspiration, étirez votre colonne vers le ciel et, à l'expiration, envoyez de la détente dans tout votre corps. Prenez conscience de votre état d'esprit du jour. Êtes-vous prête, motivée ? Rappelez-vous votre objectif minceur. Rappelez-vous que vous faites cette séance pour vous faire du bien et promettez-vous d'être à l'écoute de votre corps tout au long de la pratique.

Combien ? Jusqu'à vous sentir calme, concentrée et prête.

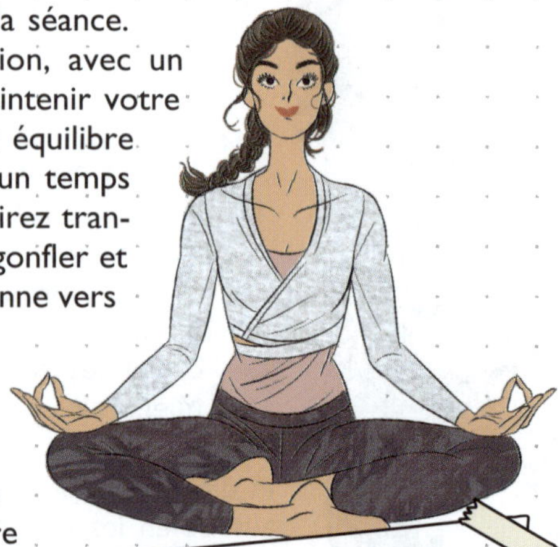

Si vous en ressentez le besoin pendant la séance, reposez-vous en posture de l'enfant autant de fois que vous en aurez besoin.

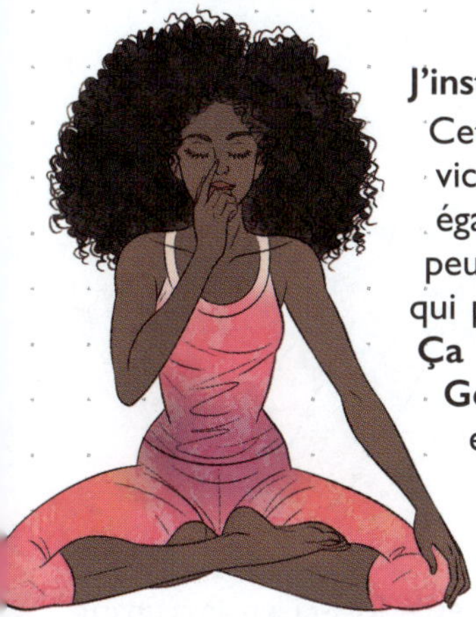

J'installe la respiration *Ujayi*

Cette respiration est aussi connue sous le nom de « souffle de la victoire », car elle l'emporte sur les fluctuations du mental. On peut également l'appeler le « souffle de l'océan », car elle produit un son qui peut s'apparenter au bruit des vagues. C'est une respiration puissante qui permet d'apaiser le système nerveux.

Ça sert à : vous calmer et vous concentrer.

Go ! Restez en posture assise et laissez votre respiration s'intensifier en installant une légère contraction à l'arrière de la gorge. Vous obtenez une respiration sonore qui ressemble à celle de Dark Vador ! Respirez uniquement par les narines. À l'inspiration, prenez le temps de laisser d'abord l'abdomen se remplir, puis la cage thoracique jusque sous les clavicules, en vous grandissant et en étirant la colonne. Puis à l'expiration, videz d'abord le ventre, puis la cage et enfin expulsez le dernier souffle d'air par la gorge en serrant le nombril contre la colonne. Visualisez mentalement le souffle qui, à l'inspiration, remonte le long de la colonne vertébrale et redescend à l'expiration.

Combien ? 6 à 8 cycles de respiration

Terminez la préparation par 3 respirations naturelles, longues et profondes en expirant par la bouche. Et la séance commence.

Durant toute la suite de la séance maintenez la respiration *Ujayi* autant que possible. Ce souffle réchauffant va vous permettre de soutenir votre effort en vous oxygénant tout au long de la pratique et en vous gardant centrée sur le moment présent.

Échauffement

Chat-vache

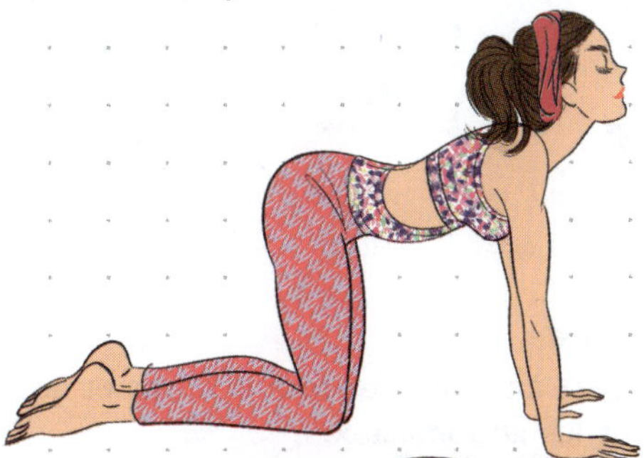

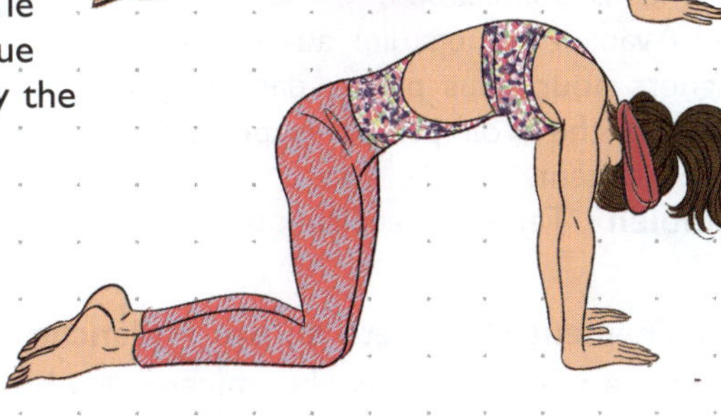

Ça sert à : réveiller tous les muscles du dos.

Go ! Placez-vous à quatre pattes, les mains sous les épaules et les genoux sous les hanches, dos neutre. À l'inspiration, étirez le sommet du crâne vers l'avant et le bassin vers l'arrière. À l'expiration, pressez dans la pulpe des doigts pour arrondir le dos et faire le chat effarouché. Prenez le temps de bouger lentement et de sentir chaque vertèbre se mobiliser. Fermez les yeux. Enjoy the moment !

Combien ? 10 fois environ

Échauffement des poignets

Ça sert à : échauffer les poignets, très important pour la pratique du *vinyasa* où ils sont très sollicités.

Go ! Depuis le chat-vache, posez les fessiers sur les talons. Joignez vos paumes de mains, entrelacez vos doigts et faites des cercles, des rotations de poignets. Prenez le temps d'explorer vos sensations, bougez vos articulations en conscience. Faites 10 cercles dans chaque sens. Dans un second temps, imaginez que vous jetez des paillettes devant vous : fermez les poings fermement et ouvrez les en écartant le plus possible vos doigts. Lancez vos paillettes sur le monde très énergiquement, le plus rapidement possible. Puis faites la même chose cette fois-ci en imaginant que vous attrapez les paillettes dans l'air.

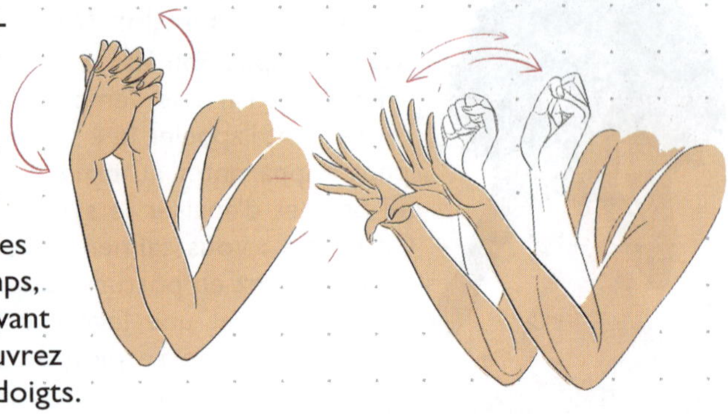

Combien ? 10 cercles de poignets dans un sens, puis 10 dans l'autre, 20 jetés et 20 rattrapés de paillettes

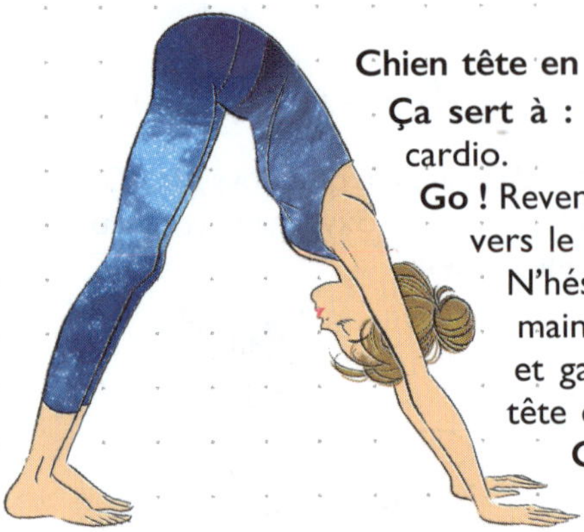

Chien tête en bas

Ça sert à : réveiller l'arrière des jambes en préparation des postures cardio.

Go ! Revenez à quatre pattes, puis, sur une expiration, montez les fesses vers le plafond et l'arrière pour vous placer en chien tête en bas. N'hésitez pas à fléchir les jambes et à presser dans les paumes de mains pour amener petit à petit le poids du corps vers l'arrière et garder le dos droit et étiré. Vos bras sont tendus et votre tête complètement relâchée.

Combien ? Maintenez durant 4 respirations

Planche

Ça sert à : renforcer tout le corps et notamment les abdominaux.

Go ! Avancez vos épaules au-dessus de vos poignets pour vous placer dans la posture de la planche (voir p. 23). Inspirez et expirez profondément.

Combien ? Tenez 4 respirations

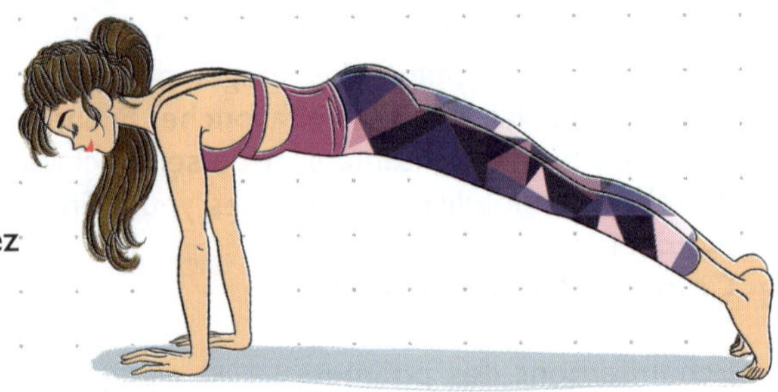

Enchaînement chien tête en bas + planche

Ça sert à : renforcer les abdominaux, les bras et les poignets.

Combien ? Répétez cet enchainement 4 fois sur 2 respirations. Terminez en chien tête en bas.

Chaise twistée

Ça sert à : solliciter le système digestif, masser les organes internes.
Go ! Faites des petits pas pour avancer à l'avant du tapis. Puis, sur une inspiration, déroulez votre colonne vertèbre par vertèbre pour vous redresser. Debout, placez vos pieds serrés l'un contre l'autre. Inspirez, levez les bras vers le ciel, joignez les paumes de mains, puis expirez en fléchissant les hanches (baissez-les jusqu'à les aligner avec les genoux), fesses en arrière, poids du corps dans les talons, et placez votre coude droit à l'extérieur de votre cuisse gauche, les mains toujours jointes. Observez vos genoux : ils vont avoir tendance à se décaler, réalignez-les si nécessaire. Tenez 4 respirations. Inspirez et étirez les bras vers le ciel, expirez et placez-vous dans la posture de l'autre côté. Répétez l'exercice une seconde fois. Terminez dans la posture de la montagne.
Combien ? 2 fois 4 respirations de chaque côté.

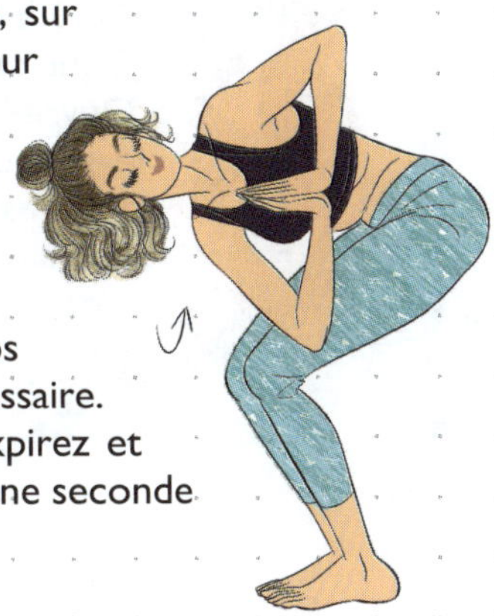

Salutations au soleil

Ça sert à : échauffer le corps tout entier.
Go ! voir p. 22.
Combien ? Minimum 4 cycles, et jusqu'à 8 cycles si vous êtes en forme et que vous avez du temps devant vous. Terminez avec le chien tête en bas par 4 respirations profondes, la tête bien relâchée.

Vinyasa yoga

Enchaînement chien à trois pattes + variation genou coude

Ça sert à : renforcer les bras, les abdominaux
Go ! Depuis le chien tête en bas, inspirez, soulevez la jambe droite en gardant les hanches de face. Résistez à l'envie d'ouvrir la hanche en gardant la cuisse levée tournée vers l'intérieur. Le pied est flex ou pointé pour garder la jambe active et tendue. Pressez dans les mains pour repousser le poids du corps vers l'arrière. Expirez, amenez le genou droit vers le coude gauche. Inspirez, revenez en chien à trois pattes, expirez, ramenez le genou droit vers le coude gauche à nouveau.

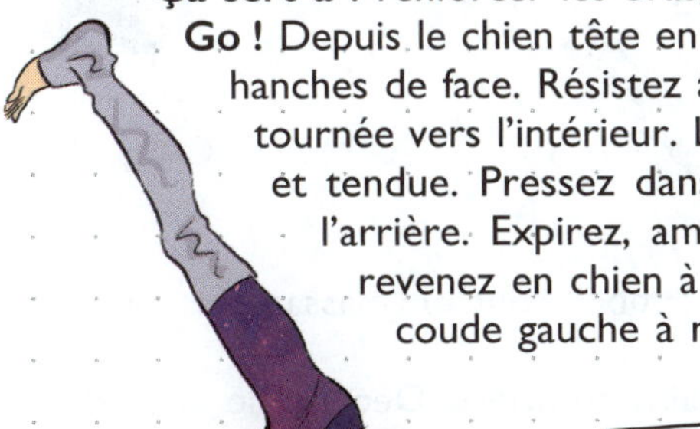

Le *Vinyasa* étant un yoga dynamique, les postures sont enchaînées sans être répétées. Réalisez l'enchaînement de toutes les postures d'un côté avant de recommencer de l'autre.

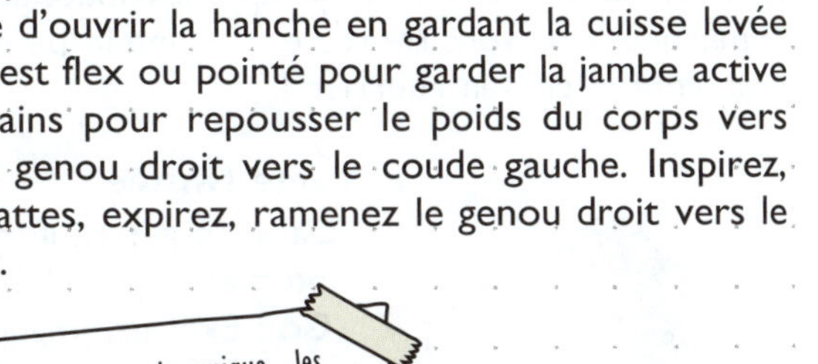

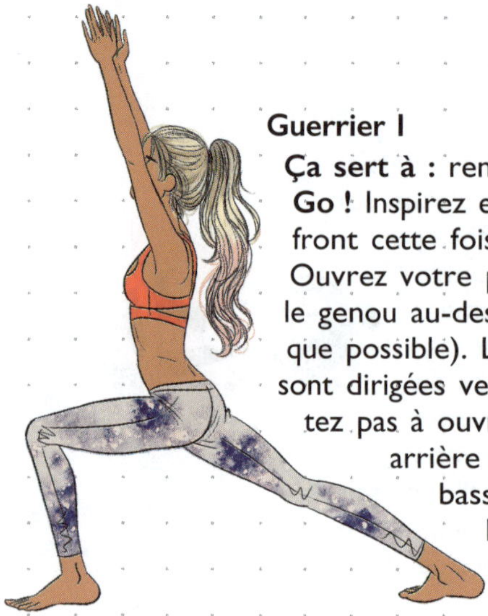

Guerrier I

Ça sert à : renforcer les jambes

Go ! Inspirez en chien à trois pattes, expirez en amenant le genou au front cette fois-ci et, enfin, posez le pied droit entre les deux mains. Ouvrez votre pied arrière (gauche) à 45°. La jambe avant est fléchie, le genou au-dessus de la cheville, pour former un angle à 90° (autant que possible). Le pied arrière est bien ancré au sol. Les deux hanches sont dirigées vers l'avant et alignées avec les épaules. Pour cela n'hésitez pas à ouvrir les pieds de la largeur du bassin (les orteils du pied arrière sont donc sur le bord externe du tapis). Rétroversez le bassin afin d'éviter de cambrer le bas du dos et de pincer les lombaires. Aspirez le nombril et rentrez les côtes basses. Inspirez, étirez activement les bras vers le ciel jusqu'au bout des doigts, les mains restant parallèles aux épaules ou bien jointes en prière. Expirez, profitez de l'étonnante double sensation dans la posture : vos jambes sont ancrées dans la terre, et le haut de votre corps est comme aspiré vers le ciel, étirant tous les organes internes et la ceinture abdominale. Ressentez votre force dans la posture !

Guerrier humble

Ça sert à : renforcer les jambes encore plus ! BURN IT !

Go ! Le positionnement des jambes reste identique. Abaissez vos bras et entrelacez vos doigts dans le dos. Inspirez, roulez les épaules vers l'arrière et vers le bas, ouvrez le cœur en regardant vers le ciel. Expirez, plongez vers l'avant, vers l'intérieur de votre cuisse avant, relâchez tout le poids de la tête et le buste. Puis, activez les jambes, les abdominaux et le périnée pour vous redresser sur une inspiration, bras vers le ciel en guerrier I.

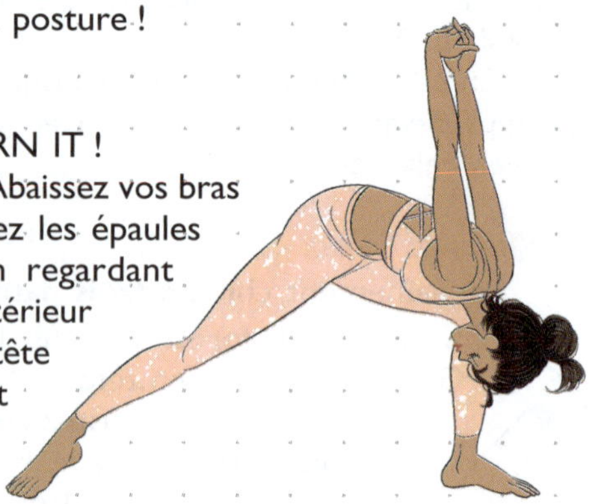

Fente twistée

Ça sert à : renforcer les jambes tout en massant les organes internes.

Go ! Expirez, joignez les mains en prière. Décollez le talon de la jambe arrière (gauche) et venez placer le coude gauche à l'extérieur de la cuisse opposé (droite). Plaquez votre ventre contre votre cuisse afin de protéger le dos. Pressez les paumes de vos mains l'une contre l'autre pour accentuer la torsion. Le sommet du crâne s'étire vers l'avant, le talon vers l'arrière. Le regard est dirigé vers le haut, les épaules roulées en arrière et vers le bas pour créer de l'espace entre les épaules et les oreilles.

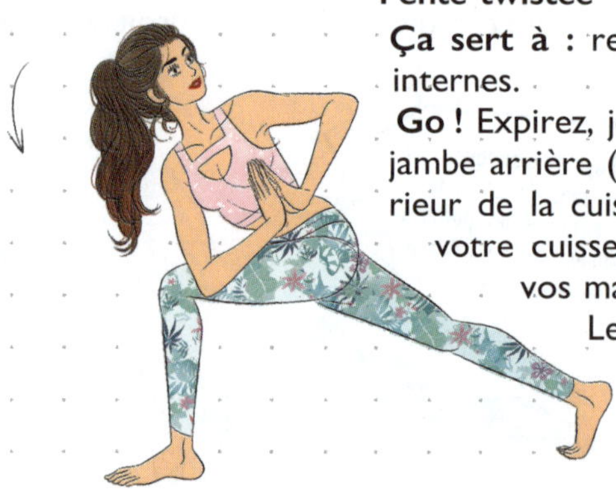

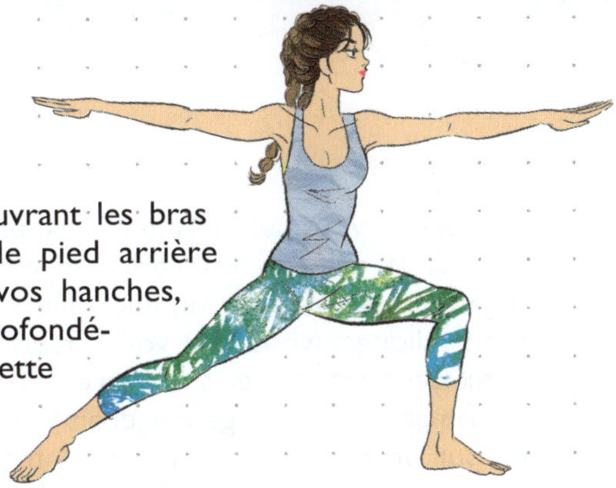

Guerrier II

Ça sert à : ressentir sa force intérieure.

Go ! Sur une inspiration, redressez-vous en ouvrant les bras devant et derrière, en reposant au sol le pied arrière et en l'ouvrant 90°, en ouvrant aussi vos hanches, alignées avec les épaules. Respirez profondément, prenez confiance en vous dans cette posture. *You can do it !*

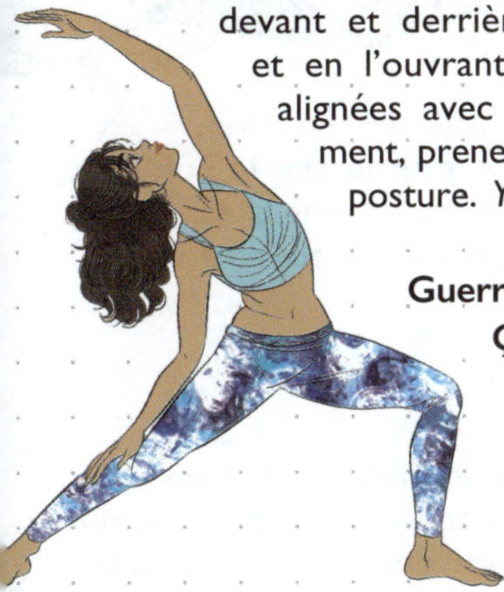

Guerrier inversé

Ça sert à : étirer la taille.

Go ! Sans bouger le placement des jambes, inspirez, montez la main avant vers le ciel, pendant que la main arrière glisse le long de la jambe arrière. Gardez le bord externe du pied arrière bien ancré au sol. Expirez, sentez tout le côté de votre corps qui s'étire tandis que l'autre se compresse.

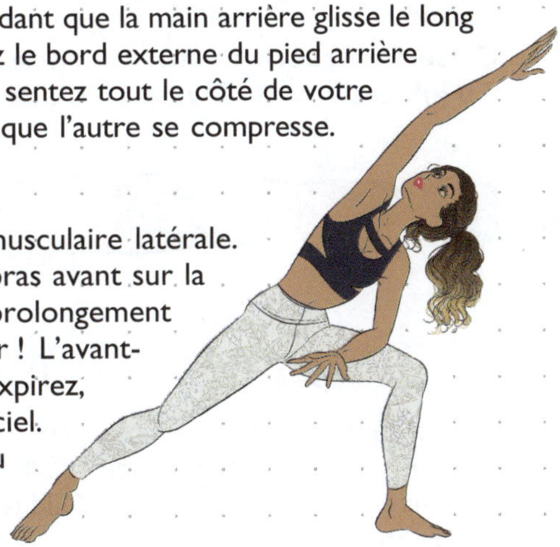

Angle ouvert

Ça sert à : renforcer les jambes et étirer la chaîne musculaire latérale.

Go ! Sans bouger vos jambes, inspirez, placez l'avant-bras avant sur la cuisse avant, l'autre bras levé en diagonale, dans le prolongement du buste. Attention, vous n'êtes pas accoudée au bar ! L'avant-bras est seulement déposé, les jambes sont solides. Expirez, le cœur s'ouvre, la cage thoracique se tourne vers le ciel. Garder le bord externe du pied arrière bien ancré au sol. Ressentez le magnifique étirement dans le côté.

Demi-lune

Ça sert à : renforcer la jambe de terre, travailler l'équilibre et la concentration.

Go ! Inspirez, posez le bout des doigts de votre main avant sur le sol. Expirez, transférez le poids du corps dans la jambe avant et poussez dans cette jambe d'appui pour soulever la jambe arrière parallèle au sol. Le pied est flex pour activer la jambe en l'air. Allongez la colonne, étirez le sommet du crâne vers l'avant. Les hanches sont ouvertes, vous êtes complètement de profil. Le regard est dans un premier temps dirigé vers le sol. Si votre équilibre vous le permet, portez votre regard vers le ciel. Profitez de cette posture pour détendre vos jambes des efforts précédents. Puis reposez la jambe à côté de l'autre et relâchez-vous dans la posture de la pince debout, jambes tendues, buste complètement fléchi, tête en bas. Puis déroulez votre colonne, vertèbre par vertèbre, pour vous redresser.

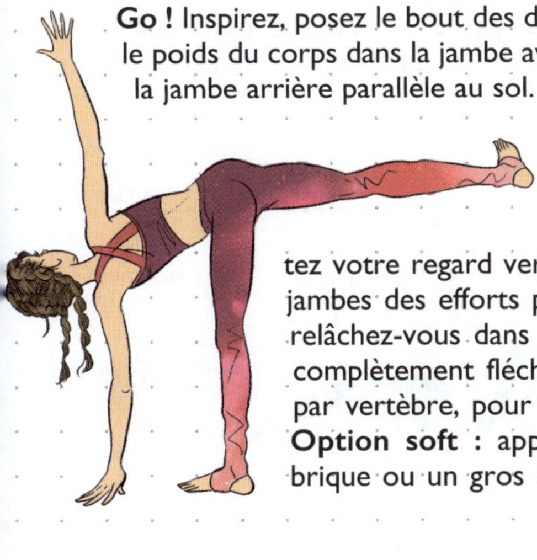

Option soft : appuyez-vous sur une brique ou un gros livre.

Pour finir le flow : TAKE A VINYASA ! Puis recommencez le flow du côté gauche.

Clôture

Torsion

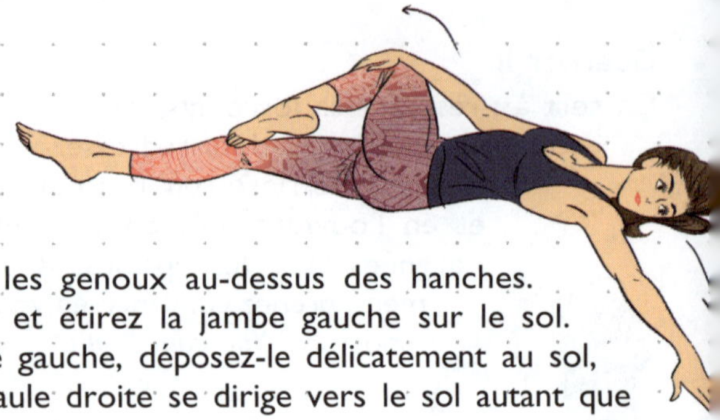

Ça sert à : vous détendre en fin de pratique, essorer la colonne vertébrale et masser les organes internes pour un effet détox.
Go ! Allongez-vous sur votre tapis. Placez les genoux au-dessus des hanches. Entrelacez les doigts sur votre genou droit et étirez la jambe gauche sur le sol. Accompagnez votre genou droit vers le côté gauche, déposez-le délicatement au sol, ou sur un coussin si c'est trop intense. L'épaule droite se dirige vers le sol autant que possible. Respirez profondément. Détendez-vous !
Combien ? 4 respirations, puis recommencez de l'autre côté.

Shavasana

Ça sert à : relâcher tous les muscles du corps, les articulations et, bien sûr, le mental !
Go ! Placez-vous en *Shavasana*, la posture de relaxation finale. Remerciez-vous pour le temps que vous avez pris pour vous aujourd'hui, envoyez de la gratitude à votre corps. Soyez fière de vous !

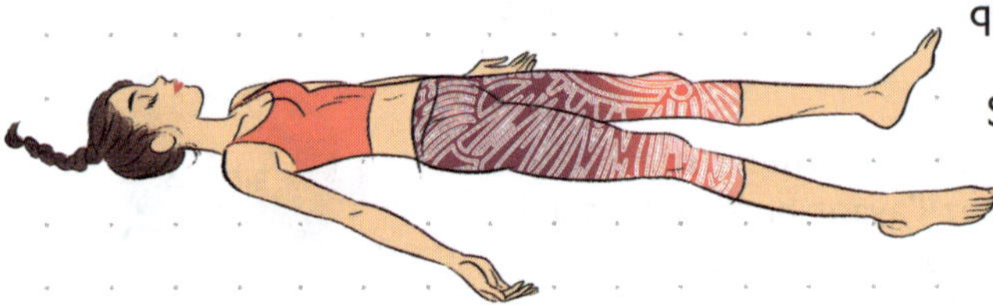

Combien ? Restez autant de temps que nécessaire (5 min minimum).

Et c'est parti pour le flow !

Combien de tours ? Le flow peut se répéter 3 ou 4 fois selon votre disponibilité, votre énergie du jour et votre objectif. Plus vous allez le répéter, plus vous pourrez ressentir la liberté de mouvement et la fluidité que l'on trouve dans ce yoga dansant. 1 respiration = 1 posture.
Quelle durée ? 25 min environ en répétant le flow 2 fois, 35 min si vous le répétez 3 fois, 45 min si vous le répétez 4 fois.
Combien de séances ? Au minimum 2, et pourquoi pas 3 ou 4 fois dans la semaine ! À vous de décider ! En revanche, une fois la décision prise, en début de semaine, on s'y tient, no matter what !

La séance

- Méditation
- Échauffement : chat-vache + échauffement poignets + chien tête en bas + planche + enchaînement chien tête en bas-planche + chaise twistée + salutation au soleil : minimum 4 cycles

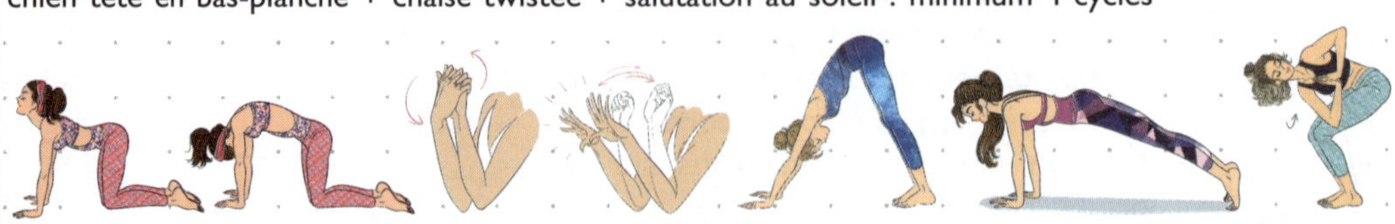

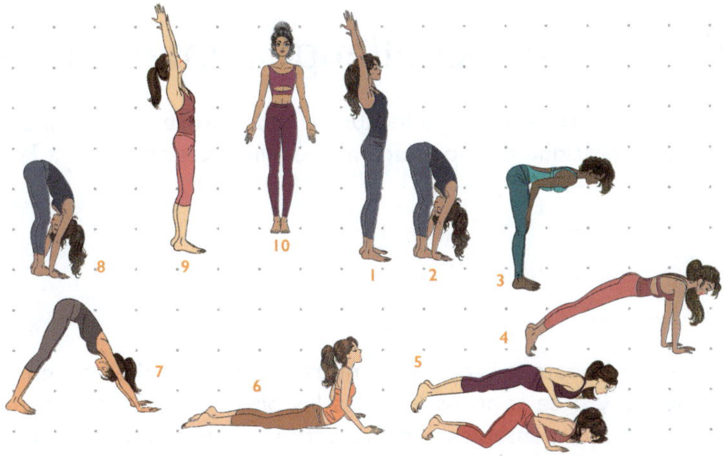

▷ Chien à trois pattes + mountain climber croisé

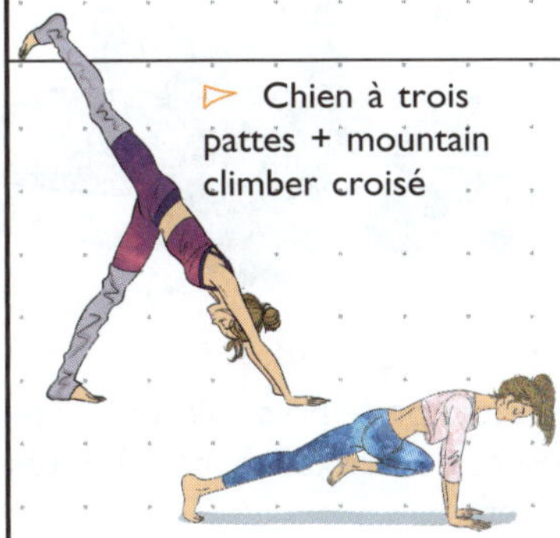

▷ Guerrier I

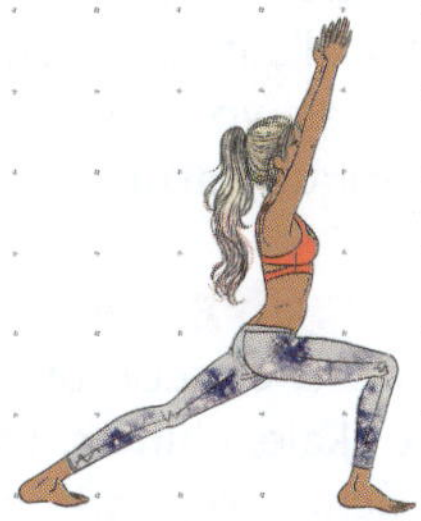

▷ Guerrier humble

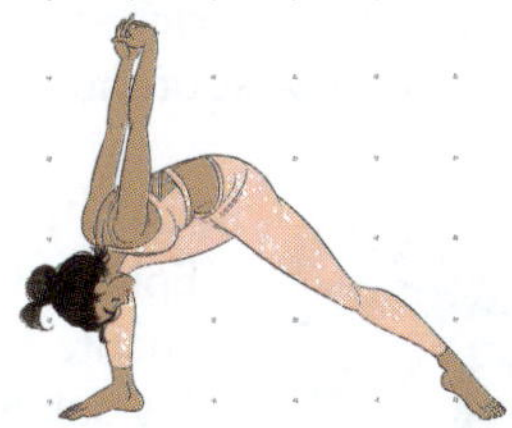

▷ Fente twistée

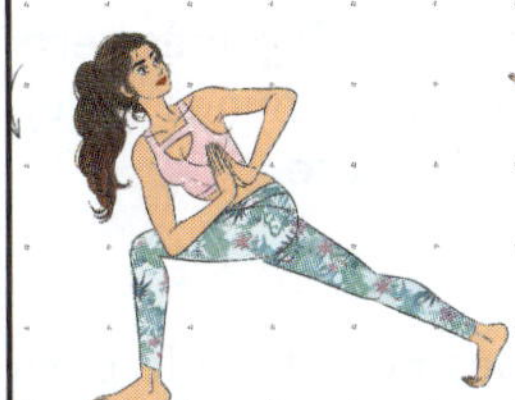

▷ Guerrier II

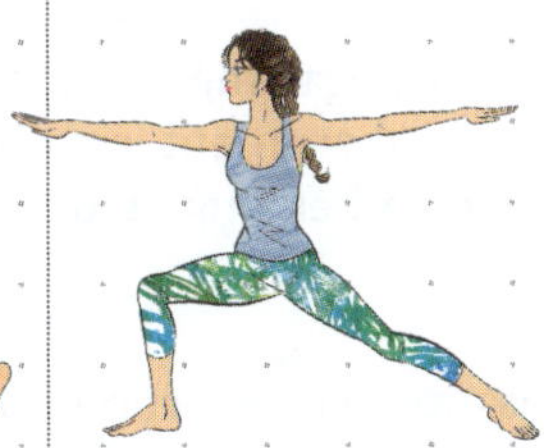

▷ Guerrier inversé

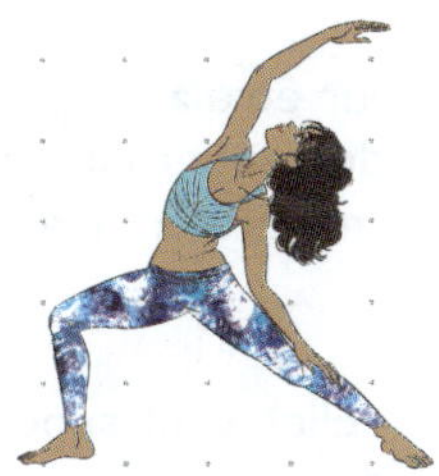

▷ Angle ouvert

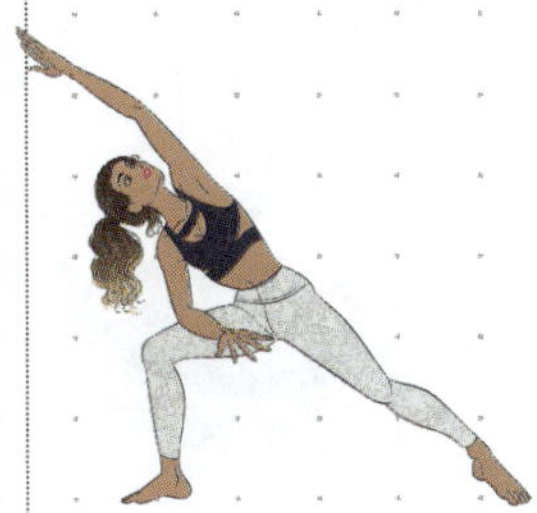

▷ Demi-lune

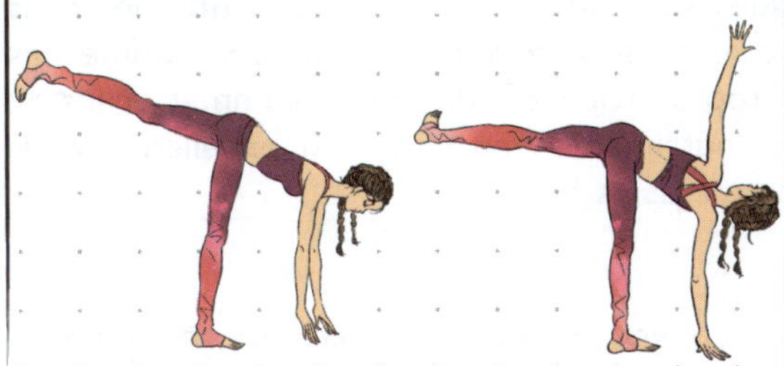

▷ Cool down : torsion + shavasana

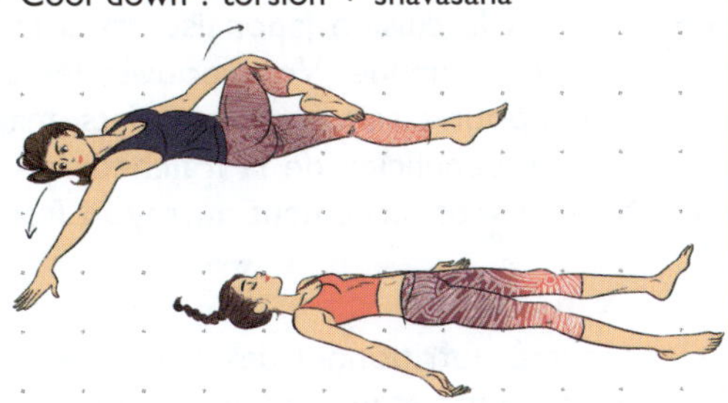

Semaine 2 : mon challenge alimentation green !

Pour accompagner cette semaine minceur et vous assurer une forme olympique pour votre pratique cardio, place à une alimentation green à la fois légère et nourrissante.

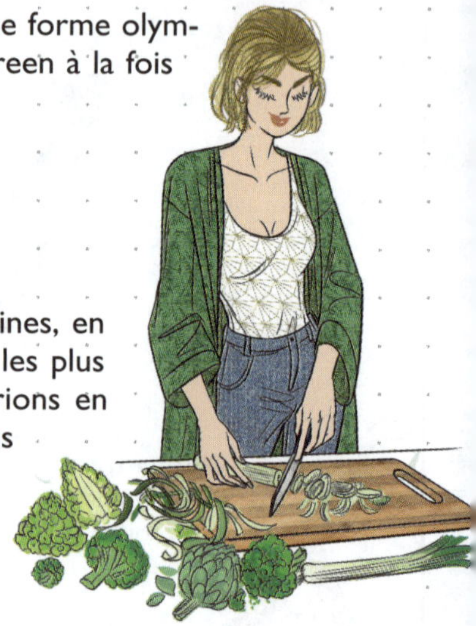

Le principe ? Une semaine veggie riche en légumes verts

Les légumes verts boostent l'apport en nutriments, en protéines, en fer et en vitamine C : ce sont les légumes les plus riches et les plus complets. Ils sont indispensables à notre santé et nous devrions en manger absolument tous les jours ! Les légumes verts vont vous permettre de renforcer votre santé, votre immunité, bref d'être en super méga forme ! Associés à d'autres légumes et à des céréales riches en glucides à IG bas, vous serez on ne peut mieux soutenue dans votre pratique cardio.

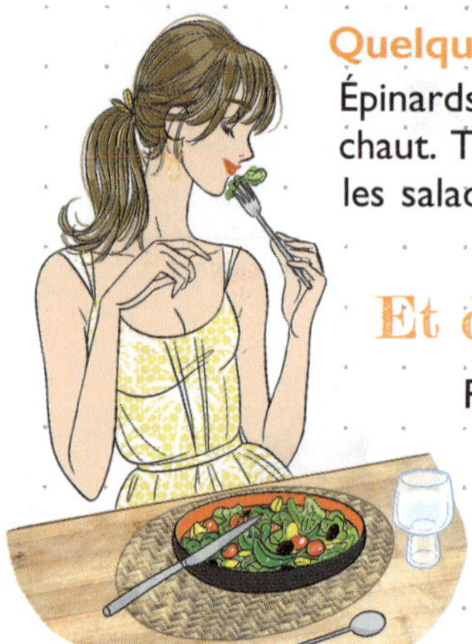

Quelques exemples de légumes verts pour vous inspirer

Épinards, brocolis, avocat, concombre, courgette, petit pois, blettes, artichaut. Tous les choux : kale, chinois, romanesco, de Bruxelles, etc. Toutes les salades : laitue, mâche, roquette, batavia, etc.

Et des superaliments !

Pour être au top, nous allons également associer aux légumes verts des superaliments, particulièrement riches en vitamines et en minéraux, avec des vertus bénéfiques pour la santé.

Les algues

Elles sont supervitalisantes et hyperpratiques pour faire le plein de calcium, de magnésium et de fer, mais aussi de caroténoïdes pour garder un good mood ! Kombu, nori et wakamé sont bien connues dans la cuisine japonaise, mais les algues sont aussi de plus en plus utilisées dans la cuisine végétarienne. Vous pouvez les consommer sous forme de paillettes comme des condiments pour assaisonner vos plats, mais le top du top c'est de les consommer crues en salades pour bénéficier de la fraîcheur de leurs nutriments : en plus c'est excellent ! Vous en trouverez très facilement au rayon frais des magasins bio.

Les graines germées et jeunes pousses

Le concentré nutritionnel des graines est à son apogée durant la germination, notamment entre le troisième et le quatrième jour. Les taux de micronutriments et de vitamines peuvent alors aller jusqu'à 400 %. En les consommant à ce moment précis, vous bénéficiez de toute cette énergie de vie. Bonus : ce sont les superaliments les moins chers du marché, car vous pouvez les cultiver vous-même !

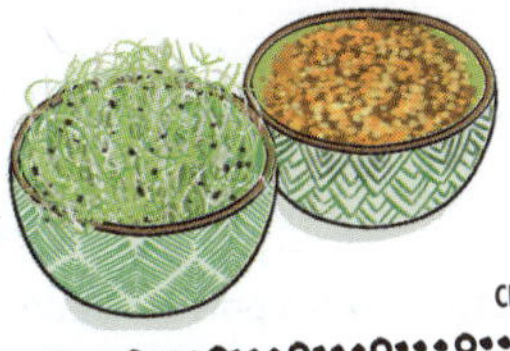

Vous pouvez jouer au jardinier urbain, même dans un petit appartement, pour les consommer le plus fraîchement possible. Vous avez uniquement besoin d'un germoir (dans les 8 euros), d'eau et de graines (de céréales ou de légumineuses comme les lentilles, haricots, alfalfa, quinoa, fenugrec). Laissez d'abord les graines tremper 12 h, puis rincez-les matin et soir à l'eau claire en laissant votre germoir vers le bas pour égoutter les graines. Récoltez entre le quatrième et le sixième jour selon l'évolution. Faciles à digérer, elles sont excellentes, crues, en salade !

Les baies de goji

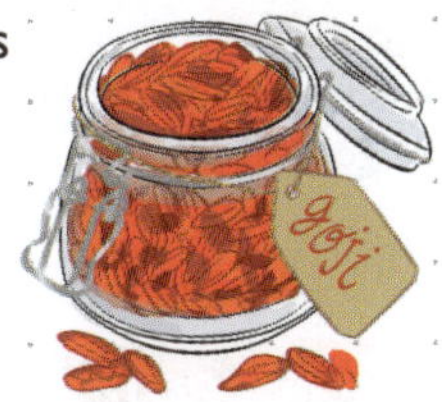

Elles ne sont pas vertes mais vont donner de la couleur à vos préparations salées comme sucrées ! Surnommées par certaines civilisations « les baies de la jeunesse éternelle », ce sont les fruits d'un petit arbuste asiatique. Riche en polysacharides, elles participent au bon fonctionnement du système immunitaire. Très riches en vitamine C, elles sont un excellent antioxydant. Il est recommandé de les faire tremper avant consommation pour une meilleure assimilation.

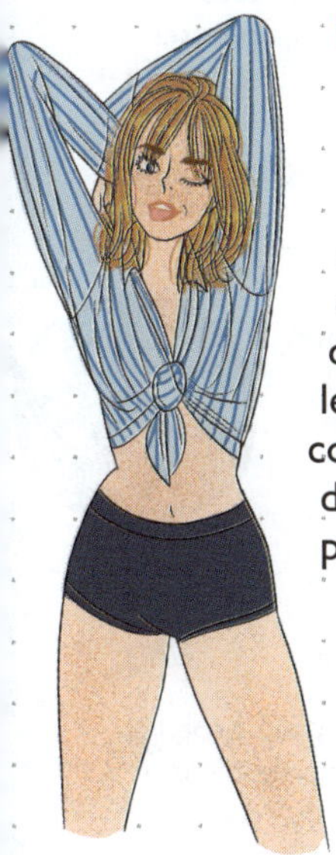

Sans oublier mon jour de jeûne intermittent !

Le jeûne est une pratique ancestrale visant à nettoyer le corps et favoriser l'autoguérison. Dans la lignée de la semaine détox du programme, continuez à chouchouter votre santé digestive en testant le jeûne intermittent, aussi appelé jeûne de 16 heures, une fois par semaine. C'est donc le même objectif que la cure de jus : « mettre l'organisme au repos » mais dans le but de la faire de façon régulière et peu contraignante. Dans la tradition yogique, ce jour est le lundi, car c'est le jour de Shiva, le dieu de la destruction. On détruit pour commencer un nouveau cycle. Ça vous parle ? Eh oui, on s'allège des écarts du week-end pour commencer une nouvelle semaine ! Un nouveau départ pour prendre de bonnes habitudes et les maintenir semaine après semaine !

Pourquoi jeûner ?

Le système digestif travaille constamment, il est d'autant plus sollicité par la nourriture industrielle, les excès et les repas avalés dans la précipitation. Lui accorder une pause régulièrement va lui permettre de se régénérer pour mieux fonctionner par la suite.

Comment faire ?

Mangez léger la veille (le dimanche, par exemple) à 19 h : une soupe par exemple sera idéale. Puis cessez de manger jusqu'au déjeuner du lendemain. À midi, prenez un repas léger et sain, facile à digérer (une soupe accompagnée d'une salade de quinoa). Si vous pouvez tenir plus longtemps, c'est encore mieux. Vous pouvez commencer par un jeûne de 16 h et essayer petit à petit d'atteindre les 24 h. L'essentiel est de le faire à votre rythme en gardant la régularité hebdomadaire.

Mes menus de la semaine

Lundi

Petit déjeuner

Jeûne intermittent.

Déjeuner

Green salade light : mix de salades, haricots verts grillés, œuf et avocat

Dîner

Velouté de petits pois et lait de coco

Salade d'algues wakamé.

Mardi

Petit déjeuner

Pudding de chia au kiwi, baies de goji et amandes

Déjeuner

Quiche chèvre et épinards + mélange de salade verte et jeunes pousses

Dîner

Purée de brocolis et courgette + gratin de fenouil et blettes au four au tofu soyeux (à utiliser à la place de la crème et de l'œuf)

Mercredi

Petit déjeuner

Crackers sans gluten + 2 œufs

Déjeuner

Green bowl : fallafels, houmous, kale cru, jeunes pousses, quinoa

Dîner

Salade de courgettes cuites à la vapeur servies froides + houmous et jeunes pousses + velouté d'épinards, pois-chiches et chèvre

Jeudi

Petit déjeuner

Porridge aux flocons d'avoine (faites chauffer 3 c. à s. de flocons d'avoine dans du lait végétal) avec kiwi, myrtilles et noix

Déjeuner

Tofu à l'ail des ours (tout fait en magasin) grillé + choux de Bruxelles + velouté d'épinards, pois-chiches et chèvre

Dîner

Nouilles de riz sautées aux légumes verts façon wok : brocoli, courgette, carotte, tempeh poêlé, sauce soja + salade verte

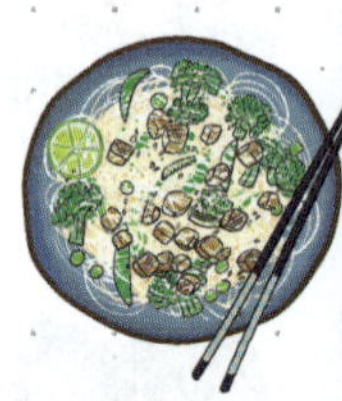

Vendredi

Petit déjeuner

Pomme verte + raisin (ou autre fruit de saison)

Yaourt

Déjeuner

Green bowl : haricots vert et pois gourmands vapeur, tempeh poêlé, jeunes pousses d'épinards, chou rouge cru émincé et 1 œuf sur une base de boulgour, patate douce.

Dîner

Curry vert façon thaï : brocolis, courgettes, pomme de terre, lait de coco avec du riz semicomplet (faites cuire les légumes dans une casserole avec une c. à s. de curry en couvrant d'eau et en ajoutant du lait de coco. Laissez cuire à feu doux. Ajoutez du tofu nature en cubes avant de servir)

Samedi — PETIT DÉJEUNER

Pudding de chia au kiwi, baies de goji et amandes.

DÉJEUNER

Le classique œuf-épinards !

DÎNER

Sushi veggie type maki du traiteur : concombre, fromage, avocat
+ salade d'algues

Dimanche — PETIT DÉJEUNER

Brunch : avocado toast (écrasez à la fourchette l'avocat mûr puis saupoudrez de piment d'espelette et d'un filet d'huile de lin)
+ omelette ou œufs brouillés
+ fromage + pain complet

DÉJEUNER

Goûter : compote kiwi-pommes

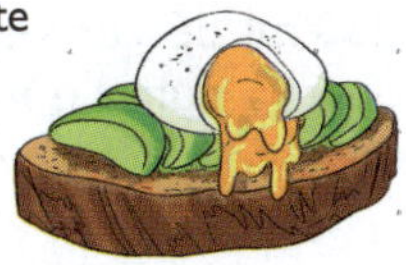

DÎNER

Spaghettis aux brocolis, fenouil, tofu en cubes poêlé et crème végétale

Mes recettes veggie green

Ces recettes sont pour 1 personne, sauf mention contraire.

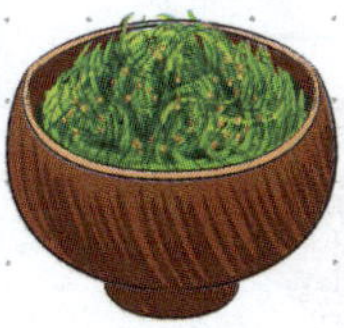

Salade d'algues Wakamé

Égouttez les algues fraîches (¼ de tasse d'algues sèches pour 1 personne) dans une passoire et pressez-les avec les mains pour en faire sortir toute l'eau. Si vous les avez achetées déshydratées, veillez à les faire tremper avant dans de l'eau chaude pendant 10 minutes, puis à les faire passer dans un bain froid pour conserver la couleur avant de les égoutter.

Ajoutez du radis, de la carotte râpée, des échalotes ou des oignons verts émincés, en fonction de votre inspiration du moment. Préparez une petite sauce en mélangeant 1 c. à s. de sauce soja, 1 c. à s. d'huile de sésame, 1 c. à c. de miel, 1 cm de gingembre râpé, une petite gousse d'ail haché, quelques graines de sésame grillé et une touche de wasabi si vous aimez le goût épicé. Mélangez le tout et régalez-vous !

Green Bowl

Il n'y a pas une, mais des centaines de recettes de *Green Bowls* à imaginer selon vos goûts et votre créativité. L'idée est de choisir :

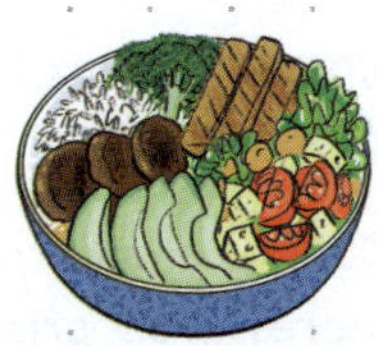

- une base de céréales complètes ou semicomplètes (riz semicomplet, riz noir, riz rouge, quinoa, boulgour, sarrasin, etc.) ;
- une base de légumineuses (lentilles, pois-chiches, fèves, pois) ;
- des légumes cuits (brocolis, haricots verts, épinards…) ;
- des légumes crus (graines germées, kale, salade, chou rouge, radis noir, jeunes pousses d'épinards…) ;
- l'ajout de protéines n'est pas obligatoire, car nous avons déjà les légumineuses mais si vous faites votre bol pour le midi et que vous avez grand faim, ajoutez du tofu, du tempeh, du seitan ou des œufs.

Disposez joliment les ingrédients dans un bol, puis ajoutez 1,5 c. à s. d'une huile riche en oméga-3 (colza ou cameline, par exemple). Assaisonnez à votre goût : sel, poivre, épices !

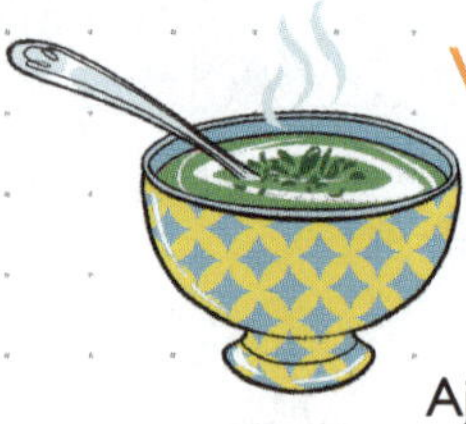

Velouté d'épinards, pois-chiches et chèvre (pour 4 bols environ)

Faites revenir dans une casserole 1 oignon et 1 gousse d'ail émincés avec 1 c. à s. d'huile d'olive. Intégrez 300 g d'épinards (frais si possible, sinon en branches, congelées, au naturel), puis ajoutez une boîte de 500 g de pois-chiches en conserve. Recouvrez d'eau. Laissez mijoter 20 à 30 min. Mixez. Ajoutez des petits dés de chèvre frais sur le dessus au moment de servir. Miam !

Pudding de chia au kiwi, amandes et baies de goji (pour 2 petits déjeuner)

C'est le petit déjeuner le plus facile à réaliser au monde ! Disposez 3 c. à s. de graines de chia dans un tupperware ou un shaker, ajoutez 250 ml de lait végétal. Secouez deux fois à 15 min d'intervalle, puis laissez reposez au frais toute la nuit. Le matin, ajoutez 1 kiwi coupé en rondelles, une dizaine d'amandes et 5 ou 6 baies de goji. C'est waouh et délicieux à la fois !

Mon rituel minceur : massage anticellulite et récup avec roll

Pour aider à éliminer les toxines créées par l'effort, n'oubliez pas de vous hydrater avec du jus de betteraves frais par exemple. Ou bien buvez de l'eau !

Oulalalala, ce *vinyasa* cardio vous a criblée de courbatures ! Ne vous inquiétez pas, c'est complètement normal ! Votre corps s'adapte simplement à de nouvelles postures, des muscles inutilisés depuis longtemps, voire jamais, qui se mobilisent et qui se développent. Pour compléter le processus de récupération, offrez-vous un petit moment de self-care aux bienfaits ciblés.

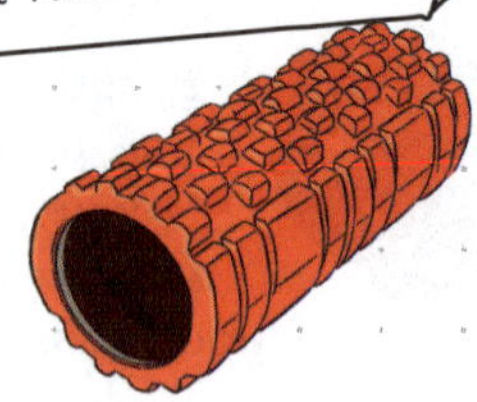

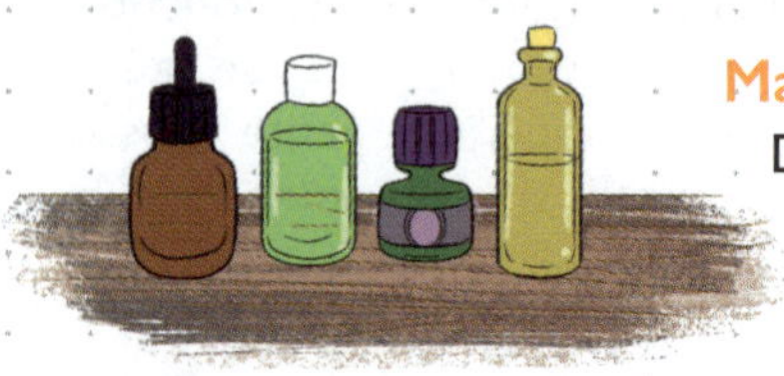

Ma lotion magique décongestionnante

Dans un bol, mélangez 2 c. à s. d'une ou plusieurs huiles végétales neutres (noyau d'abricot, macadamia, coco, argan, amande douce) et 4 gouttes d'huiles essentielles aux propriétés décongestionnantes veineuses et lymphatiques (citron, pamplemousse, cèdre de l'Atlas, cyprès). Vous pouvez combiner deux huiles essentielles différentes (dans ce cas, vous mettrez 2 gouttes de chaque). Assurez-vous que vous n'avez pas de contre-indications à utiliser les huiles essentielles.

Mon palper-rouler anticellulite

Après avoir pris une douche chaude pour détendre vos muscles, appliquez le mélange sur vos jambes. Vous allez ensuite pratiquer la méthode du palper-rouler pendant 5 minutes pour désengorger les tissus et lutter contre la cellulite en déstockant les amas graisseux. La technique est très simple : formez un pli entre les doigts et le pouce et faites-le rouler entre vos doigts de l'intérieur vers le dessus de la cuisse. Du genou vers la cuisse, à l'intérieur comme à l'extérieur. Appliquez une pression moyenne, selon votre ressenti. Ce massage va activer la lipolyse, c'est à dire la destruction de la graisse, et activer la circulation lymphatique, et ainsi diminuer l'effet peau d'orange.

Mon massage récup au roll

Vous allez poursuivre le massage avec un roll qui va réduire les nœuds musculaires et vous permettre de récupérer plus rapidement et de retrouver de l'énergie. Il en existe des simples, lisses, ou en relief, avec des picots. Ces derniers sont plus efficaces pour lutter contre les capitons et compléter l'effet du palper-rouler, mais attention ils prodiguent un massage beaucoup plus intense qui peut être douloureux. Asseyez-vous sur votre tapis de yoga et glissez le rouleau sous le mollet : l'idée est de faire rouler chaque partie de votre corps sur le rouleau, dans un mouvement de va-et-vient. Commencez par l'arrière des mollets, puis l'arrière des cuisses et les fessiers. Allongez-vous sur le ventre, rouleau en-dessous de vous, pour l'avant des jambes et l'intérieur des bras. Prenez environ 2 minutes par zone selon votre disponibilité et vos ressentis.

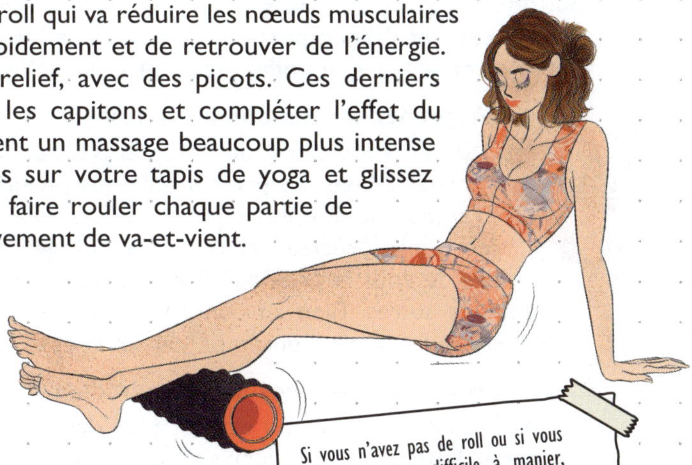

Si vous n'avez pas de roll ou si vous le trouvez trop difficile à manier, vous pouvez utiliser une balle de tennis pour les fessiers et le haut du corps (pectoraux, épaules).

You are beautiful !

Durant la première semaine du programme, vous avez défini les raisons pour lesquelles vous souhaitiez mincir ; cette semaine on réapprend à s'aimer en cultivant l'amour de soi !

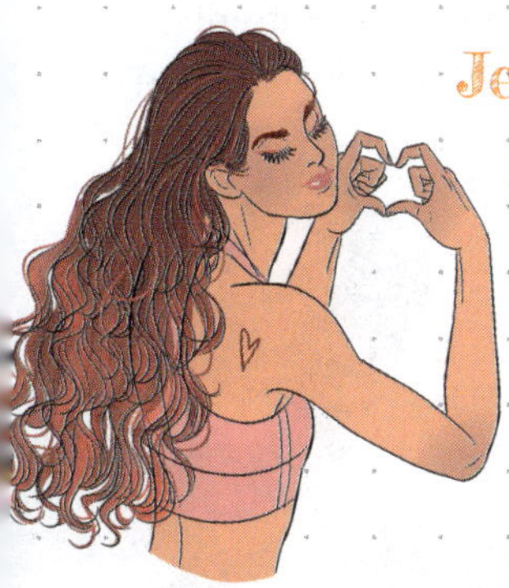

Je m'aime !

L'amour de soi, d'où ça vient ?

L'amour de soi est intimement lié à l'estime de soi et à la confiance en soi. Pour résumer, on peut dire que l'amour de soi, c'est l'image que vous avez de vous-même, la manière dont vous vous traitez, la façon dont vous vous parlez. C'est être fière de vous lorsque vous réussissez ! Vous encourager lorsque vous échouez. Vous autoriser à vous sentir une bombe atomique ! YES, YOU ARE BEAUTIFUL AND SEXY ! L'amour de soi, c'est apprendre à être bienveillant avec soi-même. Tout comme vous acceptez les personnes que vous aimez exactement telles qu'elles sont, avec leurs qualités et leurs défauts. Nous avons souvent tendance à être très exigeantes avec nous-même, à nous reprocher de ne pas être assez ceci ou assez cela. Il est temps de mettre de côté ces schémas négatifs et ce conflit permanent avec vous-même pour laisser place à plus de tendresse et d'acceptation.

Comment le cultiver ?

L'amour de soi s'apprend et se cultive jour après jour. Voici quelques astuces à mettre en place dans votre quotidien :

Prenez soin de vous avec ce programme

Tout d'abord, grâce à ce programme de yoga et d'alimentation. Ces petits gestes bienfaisants pour le corps et l'esprit portent en eux votre intention de prendre soin de vous. Ils sont remplis d'amour, et leurs effets sont ainsi décuplés.

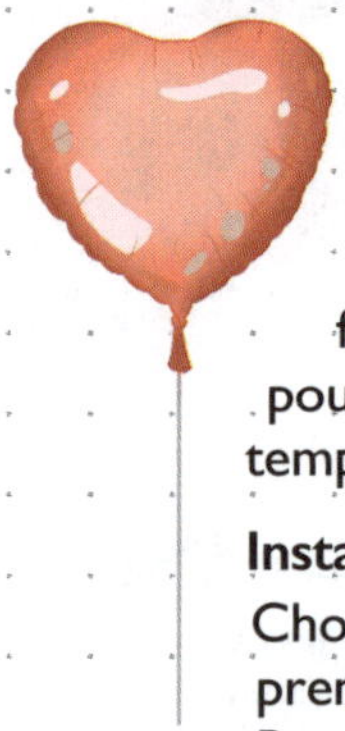

Apprenez à vous donner la priorité

Savoir vous offrir des moments pour vous ressourcer, vous retrouver, pour mener à bien des projets qui vous tiennent à cœur participe fortement à cultiver l'amour de soi. Il est parfois nécessaire d'apprendre à dire « non » pour garder ce temps précieux et tenir ces engagements envers vous-même. Il est temps de faire de vous la priorité ! Prendre du temps pour soi, ne signifie pas en avoir moins pour les autres. Bien au contraire, c'est offrir aux personnes qui vous entourent du temps beaucoup plus qualitatif, car vous êtes épanouie tout simplement.

Instaurez des rituels beauté au quotidien

Chouchoutez-vous matin et soir avec des rituels soin du visage par exemple. Le matin prenez le temps d'appliquer vos soins en conscience : massez votre visage avec amour. Brossez vos cheveux en les touchant, en les sentant… Créez du contact avec vous-même. Chuchotez-vous un mot doux !

Le soir, sous la douche, nettoyez votre visage avec une huile démaquillante. Sentez son odeur, l'effet douceur de l'eau sur votre peau. Puis appliquez un soin apaisant et rafraîchissant à l'aloe vera, par exemple, pour purifier et apaiser votre peau. Ce petit moment spa every day fera le bonheur de votre visage (et sa jeunesse) !

Choisissez des vêtements adaptés à votre morphologie

Se sentir bien dans sa tenue peut réellement nous aider à nous sentir plus confiante et plus joyeuse. Prenez donc le temps de faire le tri dans votre armoire, d'observer les looks qui vous vont le mieux et de vous préparer à l'avance des petits ensembles qui matchent bien et qui donnent tout de suite un effet waouh ! Nous avons toutes ce genre de pièce dans notre dressing : ce jean taille haute qui vous fait un booty d'enfer, la petite robe noire toujours du plus bel effet !

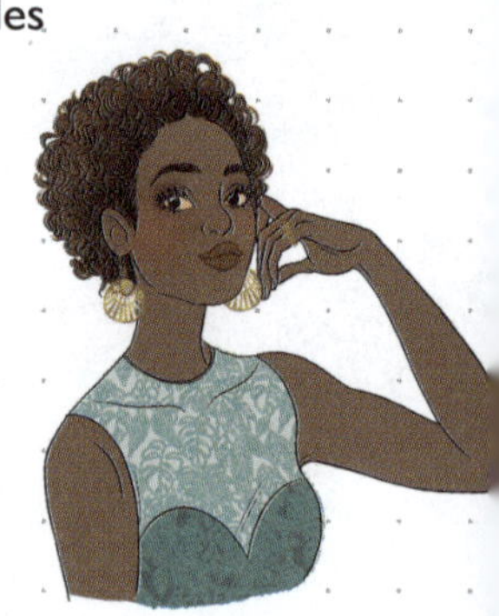

Apprêtez-vous !

Pas seulement pour les grandes occasions ! Prenez le temps de vous faire belle, même pour rester à la maison ou pour le brunch du dimanche. Maquillez-vous (si vous aimez ça), ajoutez des petits accessoires ou bijoux… Ces petits détails font toute la différence. Osez des tenues plus folles en soirée ! On n'a qu'une vie : alors incarnez la personne que vous voulez être, peu importe l'avis des autres !

Ma méditation de l'acceptation de soi devant le miroir

Voici une méditation puissante qui va peu à peu vous aider à changer le regard que vous portez sur votre corps.

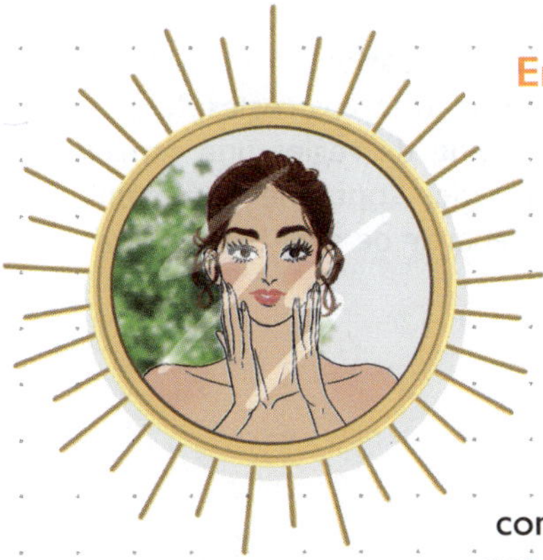

En pratique

Isolez-vous dans une pièce où vous serez tranquille. N'hésitez pas à diffuser une musique douce, à allumer de l'encens ou une petite bougie pour créer une ambiance intime. Déshabillez-vous et observez votre corps nu, au naturel. Les pieds bien ancrés à la terre, centrez-vous sur votre respiration. Observez l'air qui traverse vos narines, les mouvements du ventre qui se gonfle et se dégonfle. Laissez-vous porter par ce rythme et détendez-vous un peu plus expiration après expiration. Approchez-vous du miroir. Prenez le temps de contempler chaque partie de votre visage. Inspirez et visualisez que c'est de l'amour qui entre en vous, et expirez en imaginant que ce souffle d'amour va baigner vos yeux, puis votre bouche et ainsi de suite. Faites descendre cette intention d'amour le long de votre cou, de votre buste, de votre ventre, de votre bassin, puis dans vos jambes jusque dans vos pieds. Puis observez à nouveau votre corps dans le miroir : ne le voyez-vous pas merveilleusement beau à présent ? Notez chaque détail avec tendresse et bienveillance. Remerciez la terre de vous avoir donné cette enveloppe magnifique qui vous permet d'interagir avec le monde. Remerciez ce corps sacré de femme qui vous donne accès à un pouvoir unique : celui de donner la vie. Placez les mains sur votre bas-ventre en yoni mudra : les index sont joints et dirigés en triangle, les pouces sont joints également. Grâce à cet état méditatif, reconnectez-vous à votre féminité, à votre utérus, à votre chakra sacré, centre de notre créativité féminine. Observez toutes les sensations, accueillez et vivez les émotions qui se présentent. En fin de pratique, n'hésitez pas à vous allonger sur votre lit pour prendre un temps de relaxation. Si vous en avez envie, prenez le temps de poser vos ressentis sur le papier.

J'accepte ma féminité

Pour apprendre à accepter son corps tel qu'il est, rappelez-vous qu'il se transforme au cours des différentes étapes de votre vie, toujours dans le but de vous soutenir. Vous allez voir votre corps sous un angle différent : ses formes, sa rondeur, ses vergetures, ses cicatrices témoignent de votre histoire, de celle que vous êtes. Eh oui, vous avez de la cellulite et des kilos de grossesse ! Mais ne sont-ils pas les témoins d'un processus fantastique ? Oui, vous avez pris quelques kilos parce que vous avez dû lutter, et vous avez surmonté vos difficultés. Votre corps donne le meilleur de lui-même chaque jour, et c'est ainsi que vous êtes là, aujourd'hui.

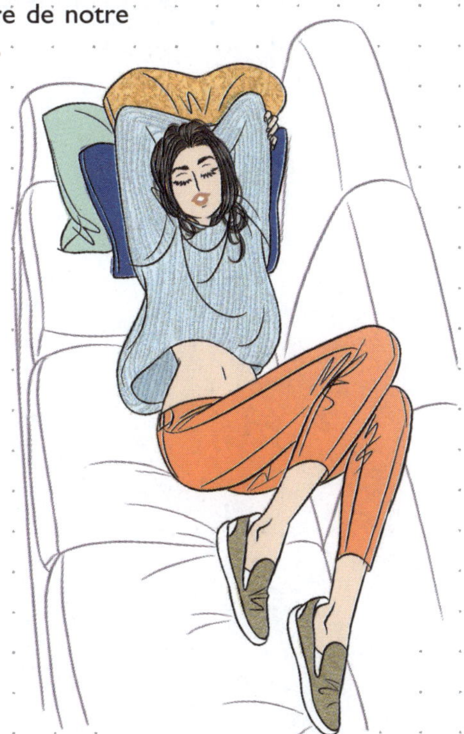

Se reconnecter à sa féminité, c'est aussi accepter votre cycle, les fluctuations hormonales et émotionnelles correspondantes, votre mauvais caractère quand vous avez vos règles, les boutons, la fatigue, etc. C'est OK, ne luttez pas, faites de votre semaine de règles une semaine cocooning, ralentissez, honorez votre corps, écoutez-vous. Les règles sont une opportunité pour cultiver votre monde intérieur et vous ressourcer, afin de repartir de plus belle au cycle suivant !

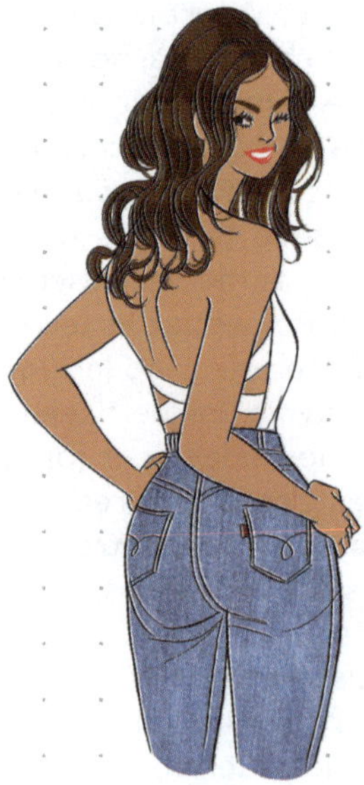

Chapitre 5

Je dessine ma silhouette zone par zone !

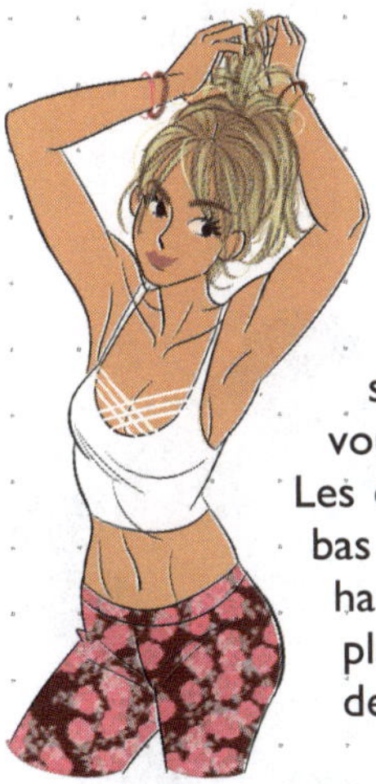

Bravo, vous voilà déjà à la troisième semaine de ce programme ! Soyez fière de vous, vous avez repris une activité physique plusieurs fois par semaine, vous avez compris les bases de l'alimentation yoga minceur et vous avez mis en place de nouvelles habitudes dans votre cuisine !
Les deux prochaines semaines ciblent deux grandes zones de votre corps : bas du corps, afin de travailler particulièrement les jambes et les fesses, et haut du corps, afin de sculpter les bras et les abdos, avec un bel effet ventre plat à la clé. Objectif : vous muscler et vous tonifier zone par zone pour dessiner une jolie silhouette fine aux muscles tout en longueur !

Semaines 3 & 4 : mon training yoga minceur bas du corps (bumbum et jambes) !

Nos jambes nous soutiennent toute la journée, elles nous transportent, nous font voyager, on les adore ! Mais nous sommes nombreuses à rencontrer le même problème : nous stockons nos petits kilos dans nos popotins. La cellulite adore s'y loger, et c'est un phénomène naturel correspondant à un stockage d'énergie en cas de famine pour nourrir son bébé. Tonifier ses jambes et ses fessiers nous permettra de favoriser naturellement l'élimination des graisses. En effet, plus votre corps est musclé plus il a besoin de carburant, et plus rapidement il brûlera les graisses.

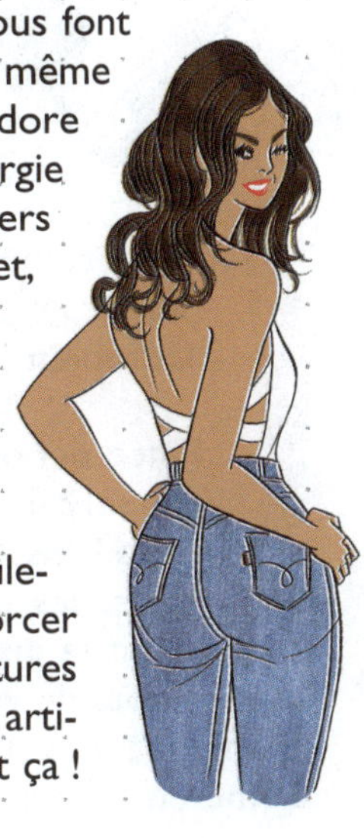

Comment ça marche ?

On mise sur une séance dynamique qui va poursuivre le phénomène brûle-graisse et des postures intenses et ciblées qui vont nous permettre de renforcer les jambes et les fessiers en profondeur. Nous pratiquerons aussi des postures d'équilibre, afin de renforcer les muscles profonds des jambes, ainsi que les articulations des hanches, genoux, chevilles ! Ça nous fait une belle jambe tout ça !

Les postures de la semaine

Échauffement

Salutations au soleil avec variation squat

Ça sert à : faire monter le cardio, renforcer les fessiers.

Go ! Même début que la salutation au soleil (voir p. 22). Après le chien tête en bas, sautez à l'avant du tapis en yogi squat. Inspirez dans le yogi squat, expirez, pressez dans les pieds pour vous redresser, tendez les jambes. Expirez, redescendez en squat. À répéter 5 fois. Terminez la salutation debout avec les pieds joints et les mains en prières devant le cœur.

Combien ? 6 à 8 cycles de salutation au soleil + 5 yogi squats.

Flow

Chaise

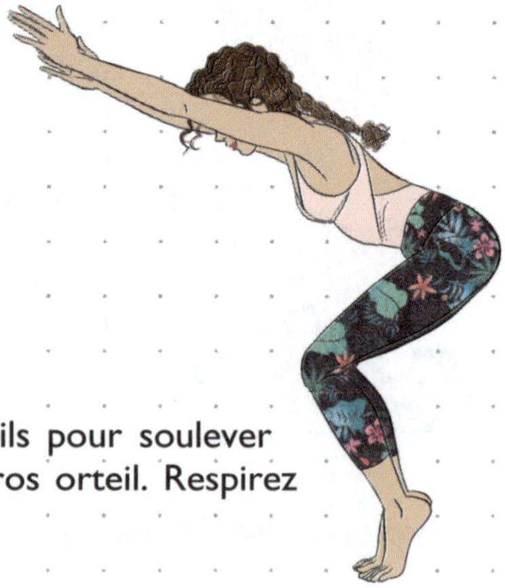

Ça sert à : renforcer l'arrière des jambes et les articulations.

Go ! Depuis la montagne, fléchissez les genoux pour vous positionner en chaise (voir p. 40).

Combien ? 3 respirations

Chaise sur les demi-pointes

Ça sert à : mettre du feu dans vos jambes !

Go ! Depuis la posture de la chaise, pressez dans vos orteils pour soulever les talons. Gardez les chevilles serrées et alignées avec le gros orteil. Respirez tout au long de la posture.

Combien ? 3 respirations

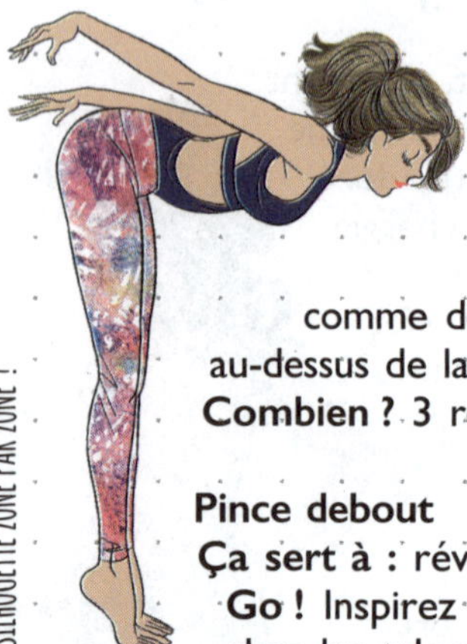

Plongeur

Ça sert à : mettre encore plus de feu dans jambes, travailler l'équilibre, renforcer vos articulations.

Go ! Inspirez dans la posture de la chaise sur les pointes de pieds, expirez et poussez les ischions (os de la pointe des fesses) vers l'arrière pour allonger tout le dos en déployant vos bras vers l'arrière comme des ailes. Fixez un point devant vous, vous avez l'impression de flotter au-dessus de la terre !

Combien ? 3 respirations

Pince debout

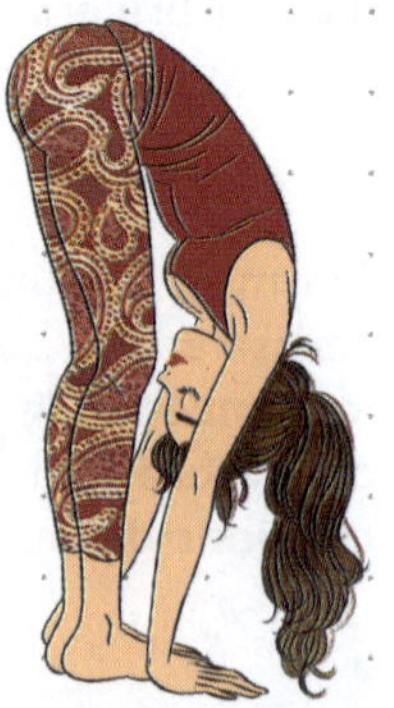

Ça sert à : réveiller l'arrière des jambes.

Go ! Inspirez dans le dos plat du plongeur, puis expirez et relâchez les talons au sol et le poids du corps vers l'avant, en fléchissant le buste pour vous retrouver la tête en bas, les mains posées au sol à côté de vos pieds. Le ventre et les cuisses doivent être en contact, sinon pliez un peu les genoux.

Combien ? 3 respirations

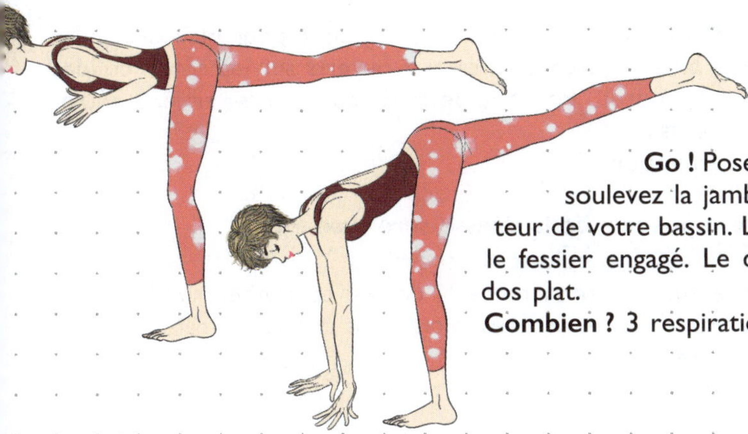

Step guerrier III

Ça sert à : renforcer la jambe de terre, tonifier le fessier de la jambe de l'air.

Go ! Posez les deux mains au sol. Inspirez, soulevez la jambe droite vers le haut, à la hauteur de votre bassin. Le pied est flex, la jambe tendue, le fessier engagé. Le dos s'étire vers l'avant dans un dos plat.

Combien ? 3 respirations

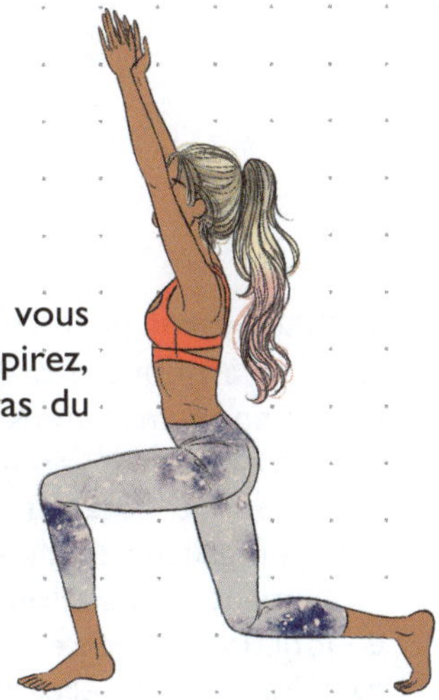

Fente haute avec flexion

Ça sert à : renforcer les cuisses et les fessiers.

Go ! Expirez et déposez vos orteils droits loin derrière vous pour vous placer dans la posture de la fente haute, genou gauche fléchi à 90°. Inspirez, restez dans la fente, expirez et fléchissez le genou droit jusqu'au ras du sol. Recommencez.

Combien ? 3 cycles

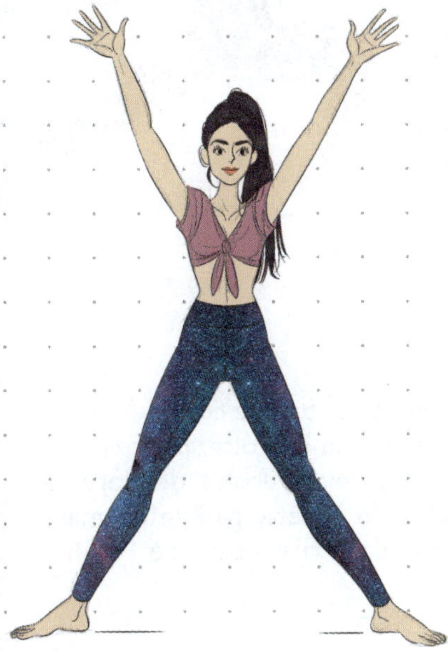

Étoile

Ça sert à : passer d'une posture à l'autre avec fluidité, soulager les jambes et les fessiers entre chaque posture intense.

Go ! Depuis la fente haute, inspirez, ouvrez les bras et les jambes en vous plaçant de profil sur votre tapis. Expirez dans l'étoile.

Combien ? 1 respiration

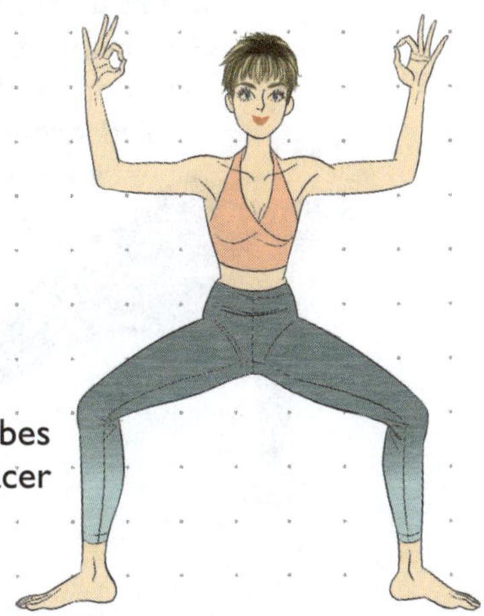

Posture de la déesse

Ça sert à : tonifier la zone de la culotte de cheval.

Go ! Inspirez dans l'étoile, expirez, fléchissez les deux jambes en ouvrant les genoux sur les côtés pour, idéalement, les placer

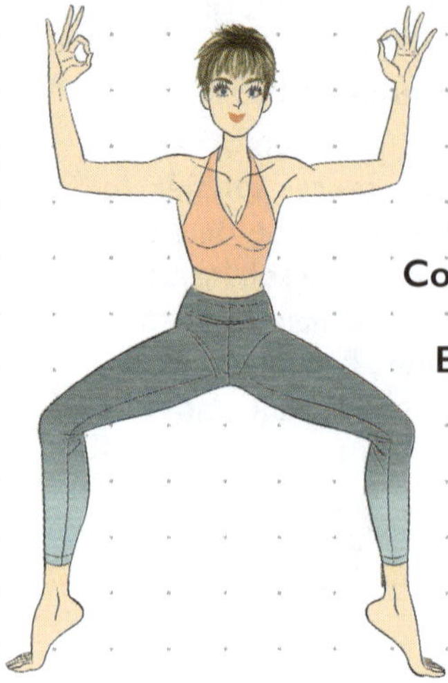

au-dessus des chevilles. Contractez les fessiers pour bien ouvrir les hanches. Les bras se placent en cactus, ouverts sur les côtés, coudes formant un angle droit. Placez le poids du corps vers l'arrière, rétroversez votre bassin.

Combien ? 3 respirations

Enchaînement posture de la déesse surélevée-étoile

Ça sert à : tonifier la culotte de cheval

Go ! Inspirez dans la posture de la déesse et montez sur la pointe des pieds, expirez et reposez les talons. Puis inspirez et relâchez-vous dans la posture de l'étoile.

Combien ? 3 cycles

Enchaînement posture du dieu skanda-étoile

Ça sert à : étirer l'intérieur des jambes et les renforcer en même temps !

Go ! Inspirez dans l'étoile, expirez et fléchissez la jambe droite sur le côté en descendant votre bassin (gardez la jambe gauche tendue) et en ouvrant les bras sur les côtés. Idéalement, votre talon droit reste au sol. Les pieds s'ouvrent en fonction de votre ouverture naturelle de hanches. Pressez dans vos jambes, elles restent actives. Inspirez, redressez-vous dans l'étoile. Expirez, répétez de l'autre côté. Essayez de maintenir le dos droit tout au long de la posture.

Combien ? 3 cycles de chaque côté

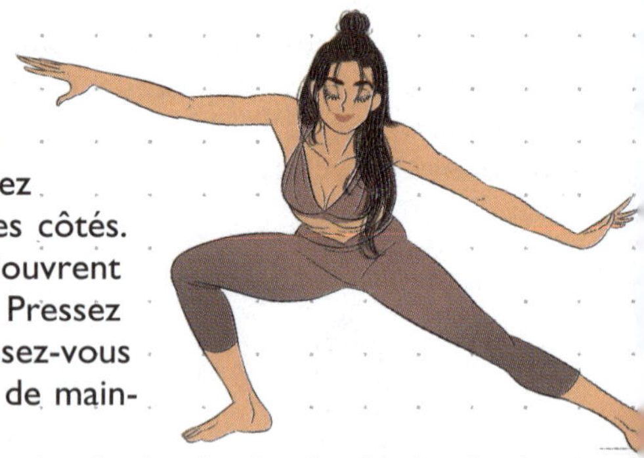

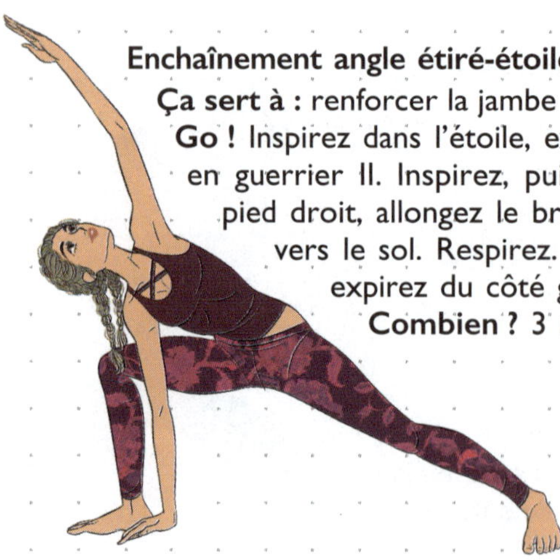

Enchaînement angle étiré-étoile

Ça sert à : renforcer la jambe fléchie, le fessier, et étirer tout le côté du corps.

Go ! Inspirez dans l'étoile, expirez et fléchissez la jambe droite, placez-vous en guerrier II. Inspirez, puis expirez et placez la main droite derrière le pied droit, allongez le bras gauche au-dessus de la tête, paume de main vers le sol. Respirez. Inspirez et revenez dans la posture de l'étoile, expirez du côté gauche.

Combien ? 3 respirations

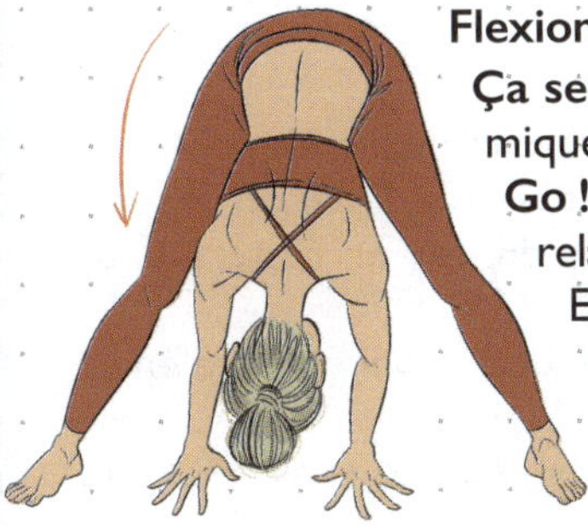

Flexion avant

Ça sert à : étirer l'arrière des jambes, soulager après les postures dynamiques, détendre le système nerveux grâce à l'inversion.

Go ! Inspirez dans l'étoile, expirez et mettez les mains à la taille, puis et relâchez la tête et le buste vers l'avant. Inspirez, allongez la colonne. Expirez, amenez un peu plus le sommet du crâne vers le sol, sentez l'espace qui se crée entre les vertèbres. Observez les fessiers qui s'étirent dans cette posture.

Combien ? 3 respirations

Fente basse

Ça sert à : faire la transition avec la suite.

Go ! Depuis la flexion avant, inspirez, placez les mains au sol et étirez-vous dans un dos plat. Marchez avec les mains jusqu'à revenir à l'avant de votre tapis pour faire pivoter le corps et vous placer en fente basse. Vous pouvez plier les jambes autant que vous le souhaitez pour cette transition.

Combien ? 1 fois.

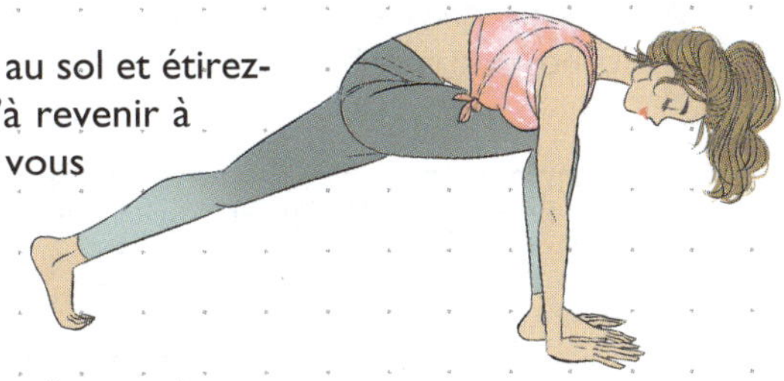

Enchaînement chien tête en bas – planche – chien tête en bas – squat

Ça sert à : engager tout le corps, renforcer les cuisses et les fessiers.

Go ! Inspirez, reculez la jambe avant (gauche) pour vous placer dans la posture du chien tête en bas en posant les mains au sol et en reculant le pied gauche à côté du droit, puis en montant les hanches vers le ciel. Expirez et placez-vous dans la posture de la planche en avançant les épaules au-dessus des mains et en abaissant les hanches pour les aligner sur les chevilles et les épaules. Inspirez et repoussez-vous dans le chien tête en bas, expirez et fléchissez les deux jambes pour descendre vos fessiers le plus proche possible de vos talons. Inspirez, pressez dans les pieds et revenez dans le chien tête en bas. Recommencez cet enchaînement.

Combien ? 6 séries

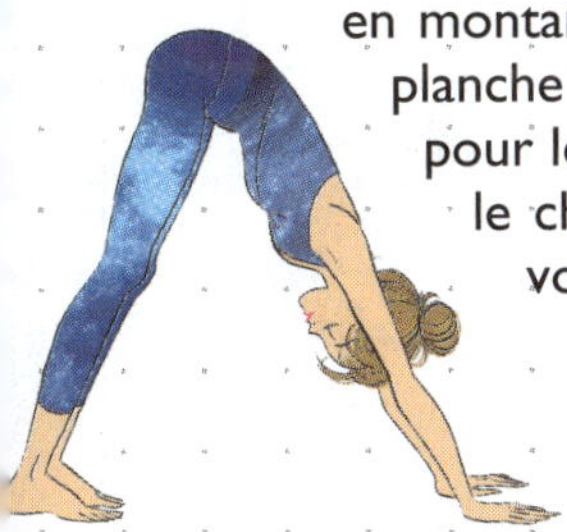

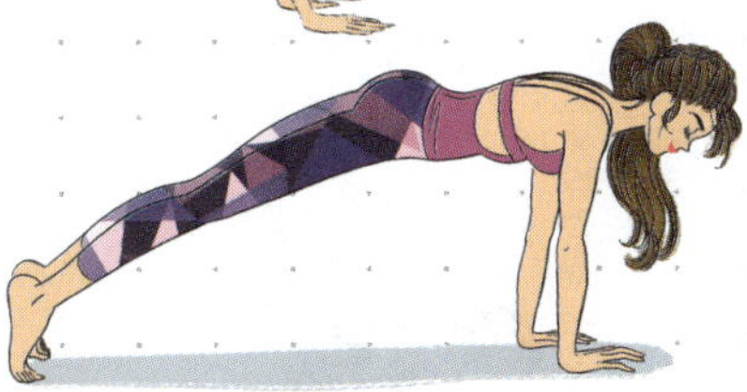

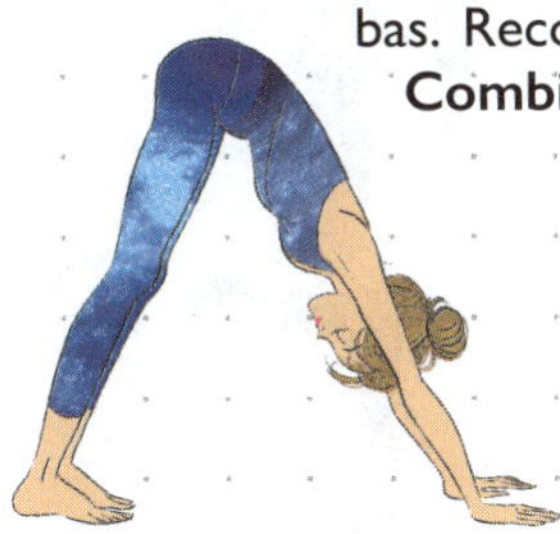

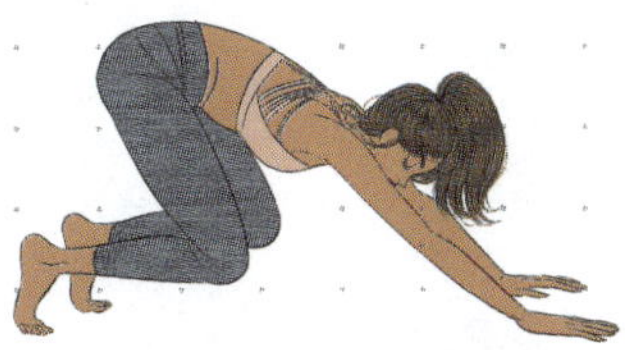

Vinyasa

Ça sert à : créer une transition avant de recommencer le flow de l'autre côté.

Go ! Depuis le chien tête en bas, inspirez, descendez les hanches et amenez les épaules au-dessus des mains pour vous placer dans la planche, puis prenez votre vinyasa (voir p. 23).

Combien ? 1 fois, puis restez en chien tête en bas pour 4 respirations, avant de recommencer le flow de l'autre côté.

Et c'est parti pour le flow !

Quel rythme ? Sur le premier flow, nous resterons 3 cycles respiratoires dans les postures. 1 cycle respiratoire = 1 inspiration + 1 expiration. Puis, dans le deuxième flow, on restera deux cycles respiratoires. Le troisième flow sera beaucoup plus rapide, car on restera pour un cycle respiratoire seulement.
Combien de tours ? Le flow peut se répéter 3 ou 4 fois selon votre disponibilité, votre énergie du jour et votre objectif
Quelle durée ? 25 min environ en répétant le flow 2 fois, 35 min si vous le répétez 3 fois, 45 min si vous le répétez 4 fois.
Combien de séances ? Au minimum 2, et pourquoi pas 3 ou 4 fois dans la semaine ! À vous de décider ! En revanche, une fois la décision prise, en début de semaine, on s'y tient, no matter what !

▷ **Préparation :** Méditation
+ respiration complète

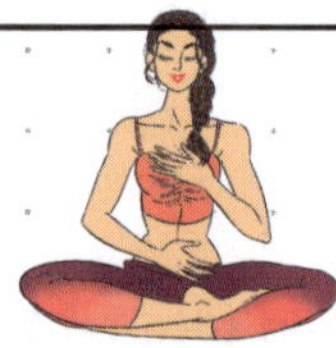

▷ **Échauffement :** Salutations au soleil avec variation squat : 6 à 8 cycles + 5 yogi squats

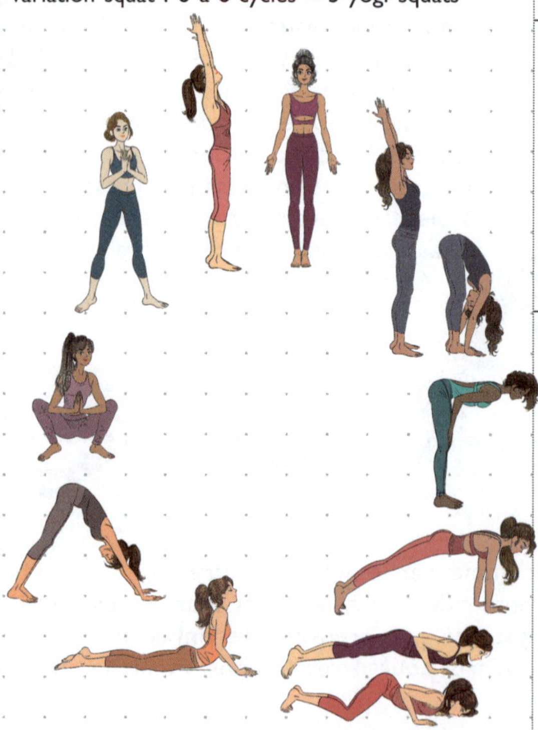

▷ Chaise :
3 respirations

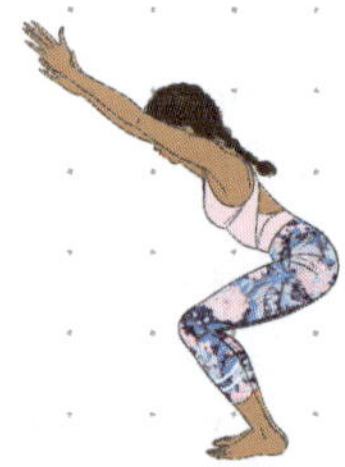

▷ Chaise
sur les demi-pointes :
3 respirations

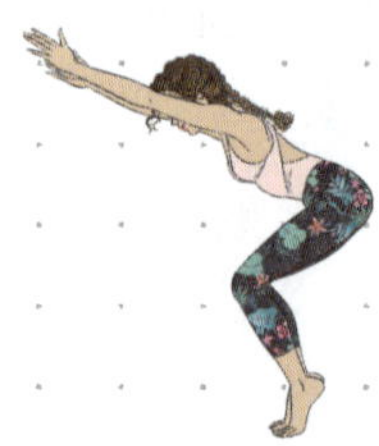

▷ Plongeur :
3 respirations

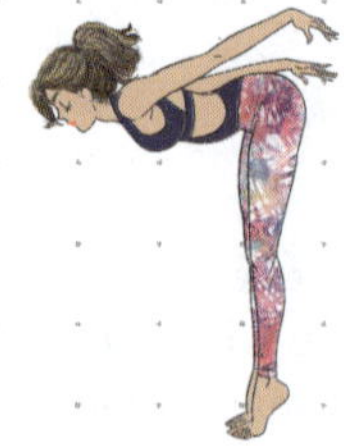

▷ Pince debout : 3 respirations

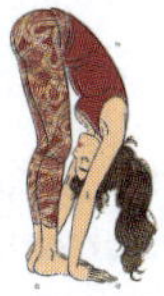

▷ Step Guerrier III : 3 respirations

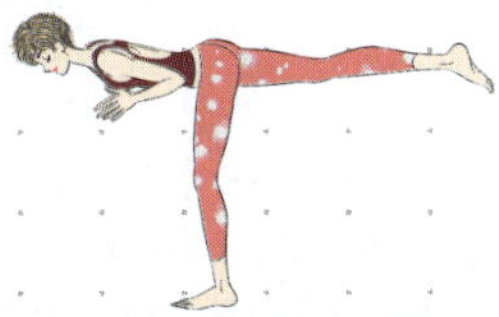

▷ Fente haute avec 3 flexions : 3 cycles

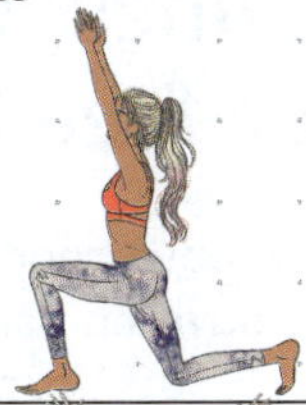

▷ Étoile : 1 respiration

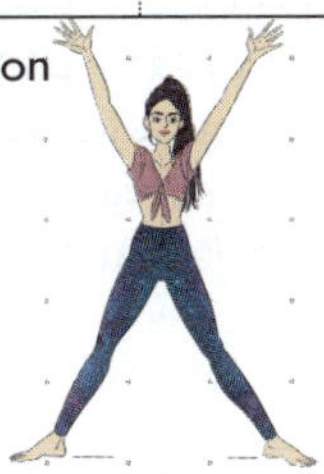

▷ Enchaînement de la déesse-étoile : 3 respirations

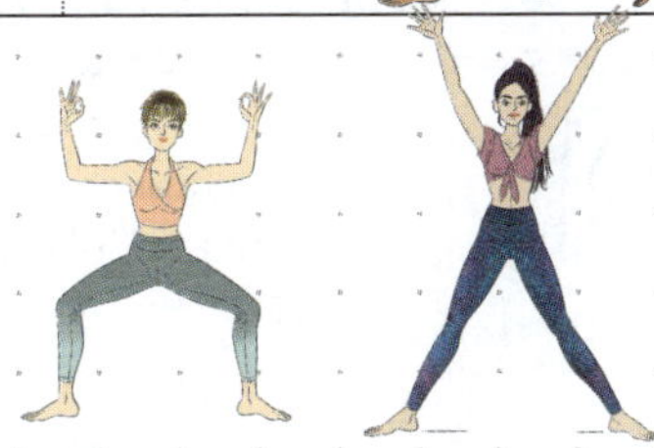

▷ Enchaînement posture de la déesse surélevée-étoile : 3 cycles

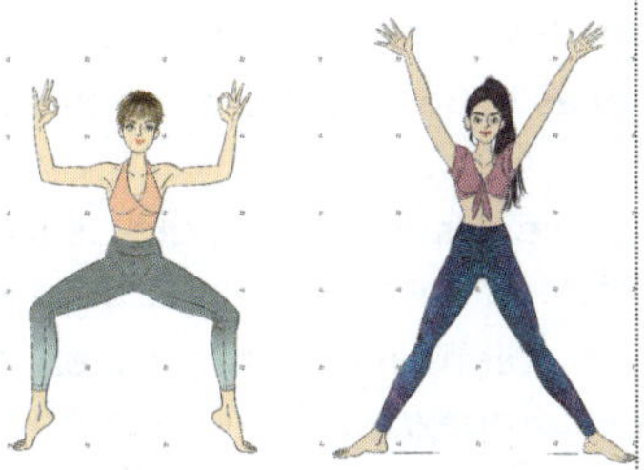

▷ Enchaînement posture du dieu skanda-étoile à droite, puis à gauche : 3 cycles de chaque côté

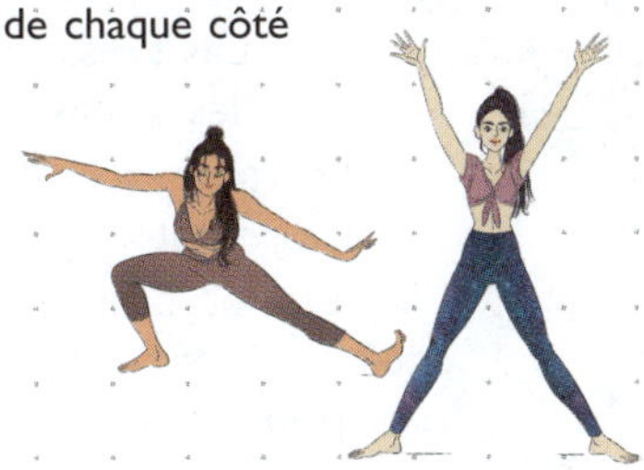

▷ Enchaînement angle étiré-étoile à droite, puis à gauche : 3 respirations

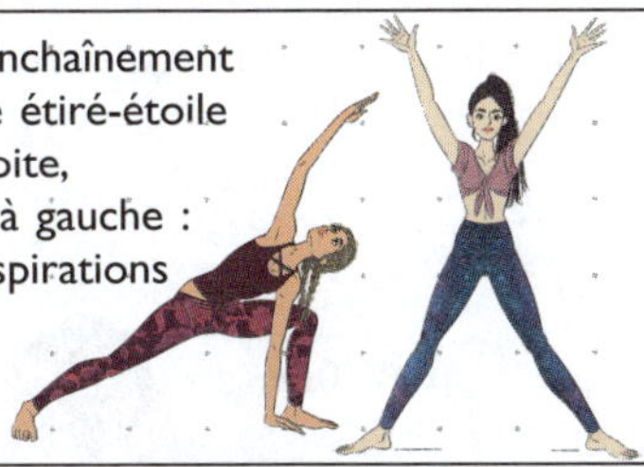

▷ Flexion avant : 3 respirations

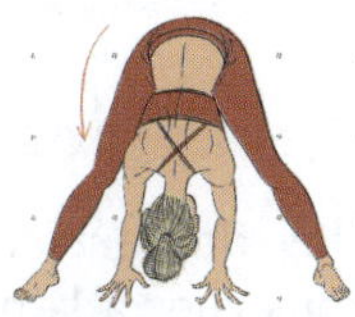

▷ Fente basse à l'avant du tapis : 1 fois

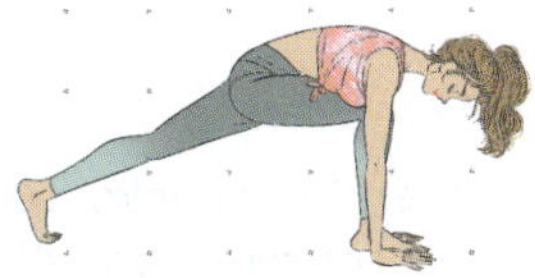

▷ Enchaînement chien tête en bas-planche-chien tête en bas-squat : 6 séries

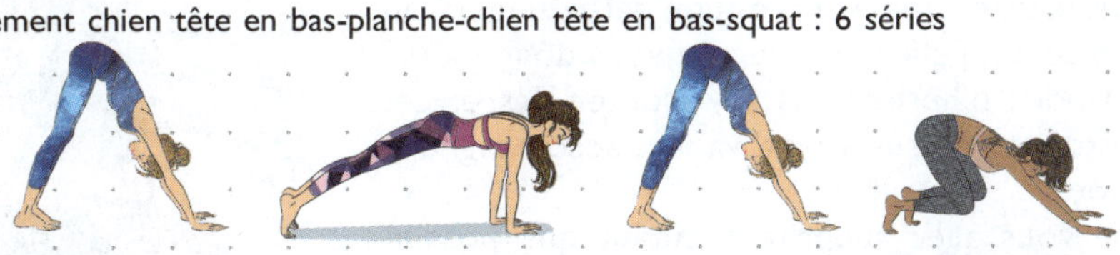

▷ Vinyasa : 1 fois

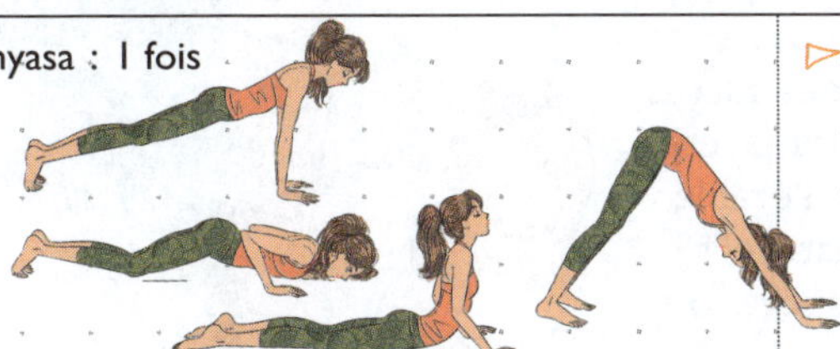

▷ **Cool down** : Shavasana

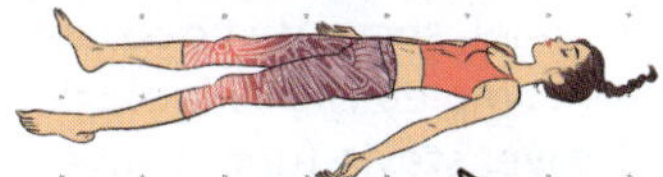

Recommencez le flow de l'autre côté !

Semaines 3 & 4 : mon challenge alimentation sugar free !

Le sucre nous rend totalement accro et pourtant il favorise le stockage des graisses, que l'on retrouve en particulier dans notre culotte de cheval. Ce challenge hebdomadaire et ce programme vont vous aider à vous déshabituer du goût sucré omniprésent dans notre alimentation, les industriels utilisant partout le sucre pour relever le goût. Une fois que vous aurez détoxifié votre corps du sucre, vous n'aurez plus ces envies compulsives et ces fringales en milieu de journée. Cela demande du temps et de la patience mais YOU CAN DO IT !

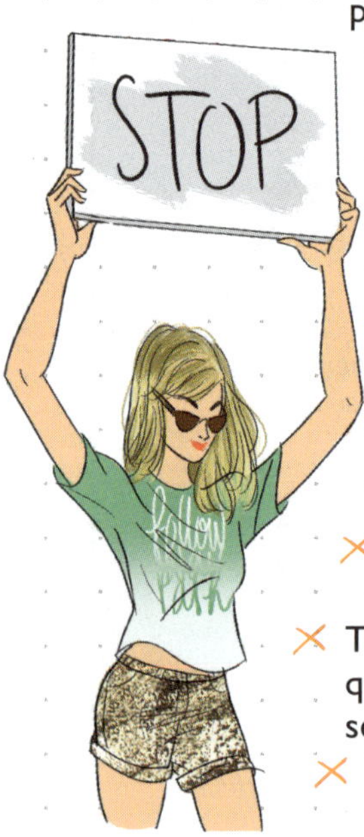

La blacklist des sucres et aliments sucrés

- ✕ Les biscuits industriels, les bonbons, les barres chocolatées.
- ✕ Les boissons industrielles type jus, thé glacé, limonade et, pire que tout : les sodas.
- ✕ Les sucres raffinés type sucre blanc en poudre, sucre glace et même sucre roux (qui n'est parfois qu'un sucre blanc coloré).
- ✕ Toutes les boissons alcoolisées bien évidemment ; en tête, les cocktails qu'on adore : mojito, spritz et compagnie. Privilégiez un verre de vin blanc sec pour l'apéritif (à la fin du challenge, of course !).
- ✕ Les pâtisseries, muffins, cookies, viennoiseries, etc. Dans la vie quotidienne, essayez de réserver ces délices pour les occasions qui vous font vraiment plaisir.

Comment faire pour les remplacer ?

Remplacer les snacks sucrés et les desserts : lorsque vous avez une fringale et l'envie incontrôlable de vous ruer à la boulangerie, mangez un fruit naturellement sucré (une datte, une banane ou une pomme cuite), l'effet caramélisée vous donnera une touche gourmande ; n'hésitez pas à y ajouter des épices. Ou alors, pensez aux desserts type yaourt accompagné de miel ou compote.

Cette semaine vous allez supprimer autant que possible tous les sucres pour vous déshabituez du goût sucré.

Par la suite, **remplacez le sucre blanc** par des sucres naturels : miel, sucre de coco, sucre rapadura (sucre de canne complet 100 % biologique), sirop d'érable, sirop d'agave, stevia (une plante sucrante naturelle), mélasse (produite à partir de canne à sucre ou

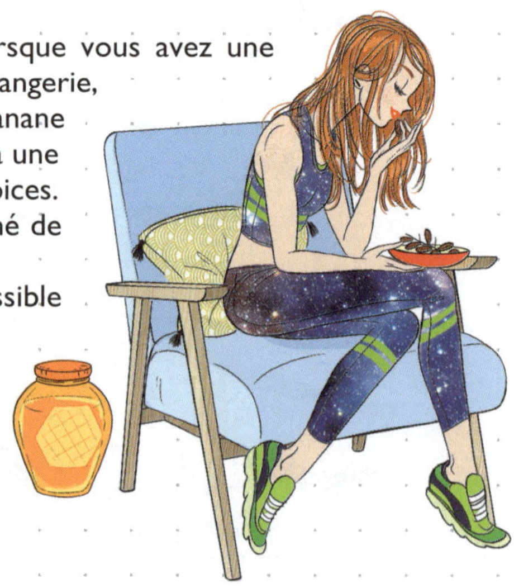

de betterave). Le but reste tout de même de réduire votre consommation de sucre, qu'il soit naturel ou pas, pour vous déshabituer du goût sucré !

Ma semaine de menus sugar free

Lundi

Petit déjeuner : Jeûne intermittent.

Déjeuner : Light Green salade : mélange de salades et crudités de votre choix, 1 œuf dur

Dîner : Risotto champignons, épinards frais, tofu fumé en cubes

Mardi

Petit déjeuner : Pudding de chia

Déjeuner : Salade de millet, chèvre, noisettes et roquette, 1 œuf au plat

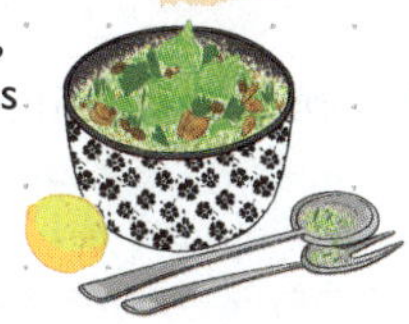

Dîner : Salade de patate douce et chèvre chaud au miel

Mercredi

Petit déjeuner : Pain complet + œufs

Déjeuner : Fenouil et patate douce au four Bâtonnets de tempeh poêlés à manger à la main

Dîner : Tarte aux navets, tomates et feta + salade

Jeudi

Petit déjeuner : Bowl de fruits découpés dans un yaourt végétal coco, flocons d'avoine parsemés par-dessus

Déjeuner : Salade de quinoa, crudités et tofu

Dîner : Tartiflette de légumes

Vendredi

Petit déjeuner : Fruits frais et yaourt

Déjeuner : Salade de lentille, légumes et œufs pochés

Dîner : Lasagnes veggies

Samedi

Petit déjeuner : Brunch : toast de pain complet + œuf + avocat + purée de patate douce

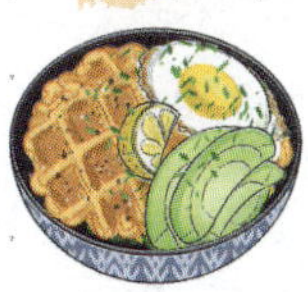

Déjeuner : Goûter : Crumble de banane et poire cuite à l'avoine + cannelle

Dîner : Galette de sarrasin garnie d'œuf et épinards

Mes recettes gourmandes SOS grosse envie sucrée

Lorsqu'un craquage est à deux doigts de se produire, vous sortez la pharmacie d'urgence : des recettes naturellement sucrées qui vont vous permettre de calmer les pulsions.

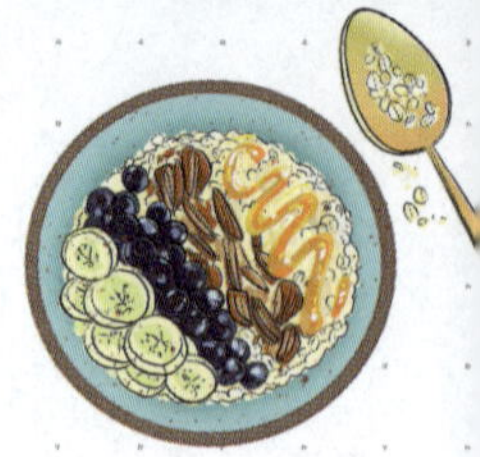

Morning bowl ou goûter

Dans un bol, versez 1 yaourt coco vegan et mélangez-y un peu de miel si vous êtes un vrai bec sucré. Par-dessus, disposez en lignes par exemple les rondelles d'½ banane, de belles myrtilles bien mûres et sucrées et 1 datte émiettée.

Crumble poire-banane sugar free (pour 2 personnes)

Mélangez 100 g de farine (par exemple de riz, maïs, châtaigne, millet), 100 g de poudre de noisette avec 125 g de beurre ou de margarine du bout des doigts. Découpez 1 poire et 1 banane, ou les fruits de votre choix, en morceaux et déposez-les dans un plat, recouvrez de la pâte. Parsemez de cannelle selon votre goût. Enfournez pour 20-30 min à 180° C.

Chai latte

Le chai est une boisson traditionnelle indienne adorée des yogis. Le supergoûter qui vous fera passer votre envie de sucre. Ceci est une recette très simplifiée et rapide à faire.

Faites bouillir 100 ml d'eau et les épices : 1 c. à c. de gingembre moulu, 1 c. à c. de curcuma, 2 gousses de cardamome, 2 grains de poivre noir, 1 pincée de noix de muscade râpée, 1 pincée de cannelle. Coupez le feu et ajoutez 1 sachet de thé noir, laissez infuser. Puis ajoutez 100 ml de lait classique ou végétal. Vous pouvez sucrer avec du miel, du sirop d'agave, ou n'importe quel sucre naturel. Si vous n'avez pas le temps, vous pouvez aussi trouver des chai en sachet ou simplement le mélange d'épices tout prêts en magasin bio. Vous n'aurez plus qu'à ajouter du lait de coco bouillant, c'est un délice !

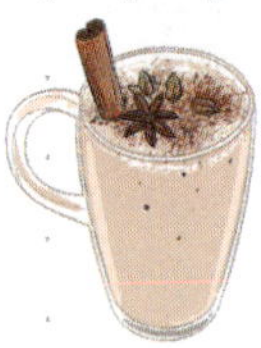

You are beautiful : sexy, sensuelle et libre dans mon corps !

Les fesses (et le bassin) sont le symbole de la féminité et de la sensualité. L'assumer, l'aimer et en être fière, c'est se réconcilier avec sa féminité et se réapproprier son corps. Libérez-vous !

Mon moment de « bumbum danse africaine »

Quoi de mieux que de danser pour retrouver la patate, pour se connecter à sa féminité et se sentir sexy ? La danse africaine, grâce à une posture fléchie et aux nombreux pas ancrés dans la terre, travaille la reconnexion à la terre-mère, la mère de toute les mères que l'on appelle aussi *Patchamama*, notre terre sacrée. En s'y connectant, nous nous reconnectons à notre féminité !

Je libère mon corps et ma sensualité !

La zone du bassin est le lieu où résident les premier et deuxième chakras. Le premier chakra, situé à la base de la colonne vertébrale, aussi appelé « chakra racine », symbolise la sécurité, nos besoins primaires affectifs et matériels. C'est notre base. Le deuxième chakra, situé au niveau du bas-ventre, symbolise la sexualité, c'est d'ailleurs à cet endroit qu'est situé l'appareil reproductif féminin. Il est lié à notre sexualité et à notre puissance de créativité féminine. En yoga, la zone des hanches et du bassin est bien connue pour absorber le stress, les tensions et les émotions. Libérer le bassin, c'est ainsi nous libérer de toute la pression et des injonctions qui pèsent sur nous en tant que femme. C'est nous libérer de nos tabous et nous assumer complètement ! Découvrez et assumez pleinement votre féminité ! La danse est l'activité libératrice par excellence, elle nous connecte à nous, à l'univers et à la vie !

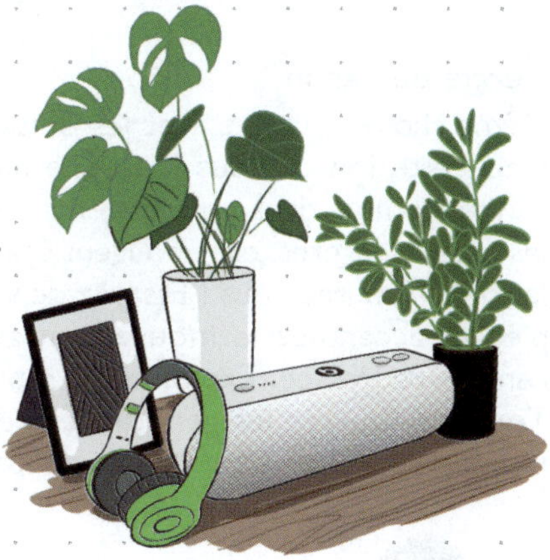

Et en plus, la danse africaine travaille les fessiers et les cuisses pour compléter l'effet du yoga minceur !

La danse africaine se pratique les jambes fléchies. Naturellement, le buste se penche vers l'avant pour libérer le bassin. Vous allez sentir très rapidement l'arrière de vos cuisses et de vos jambes s'activer ! SHAKE YOUR BUMBUM !

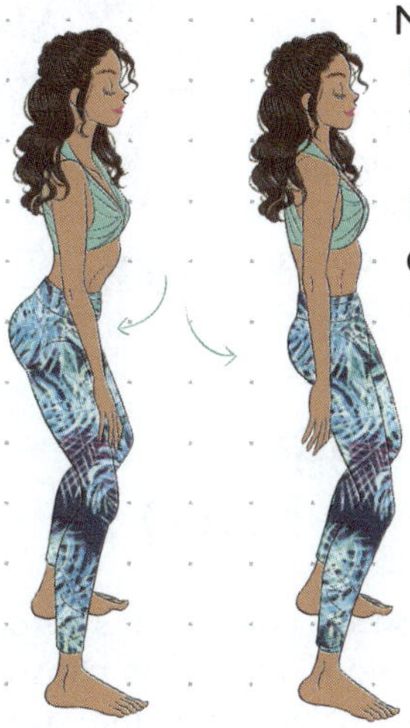

En pratique

Mettez une musique qui vous fait vibrer : danse africaine, reggaeton, cubaton, en bref, ce qui vous donne envie de bouger votre booty !

Isolations du bassin

Ce mouvement va vous mettre dans le rythme, vous connecter à votre corps et échauffer toute la zone du bassin et des jambes : écartez les jambes de la largeur de vos épaules, fléchissez-les, sentez vos pieds bien ancrés au sol, placez les mains sur vos hanches et commencez à faire des mouvements avant-arrière du bassin. Seul votre bassin bouge, le reste de votre corps est gainé. Puis balancez le bassin de gauche à droite. Puis essayez en carré : devant/côté/derrière/côté. Puis, petit à petit, essayez d'amener plus de rondeur à ce mouvement en dessinant des cercles.

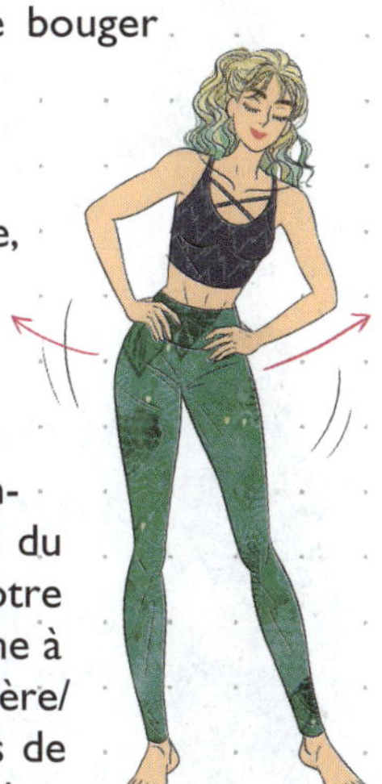

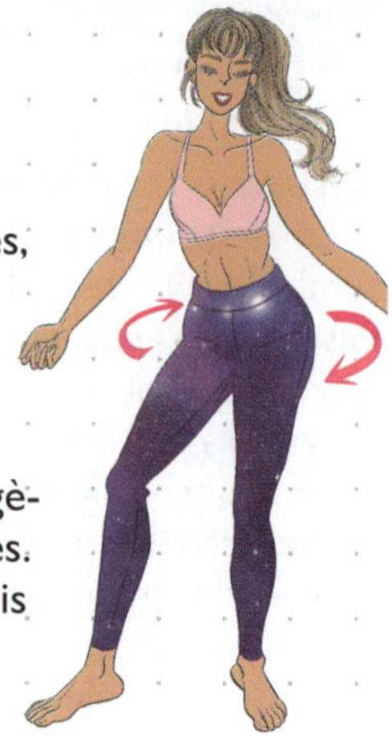

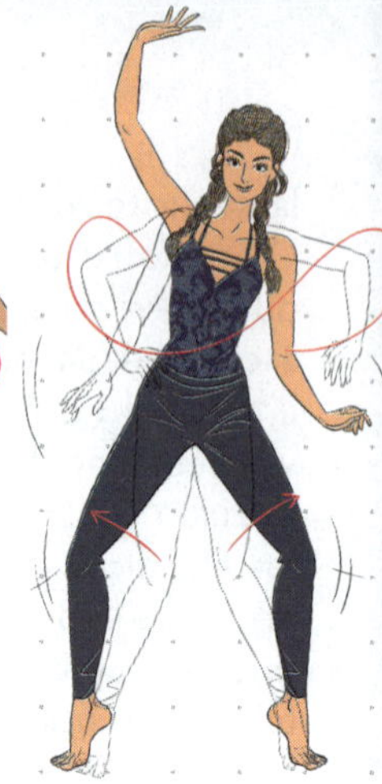

Cercle de bassin

Même chose, toujours avec les jambes légèrement fléchies, mais cette fois-ci, vous laissez le haut de votre buste suivre, comme dans un mouvement de vague. Gardez les épaules légères, elles bougent également, entraînant les bras. Amusez-vous ! Essayez de vous appuyer sur un pied et accentuez le mouvement avec votre jambe légèrement redressée. Explorez les mouvements de hanches. Tournez. Ouvrez les genoux, fermez-les, lentement, puis rapidement... Laissez votre corps parler.

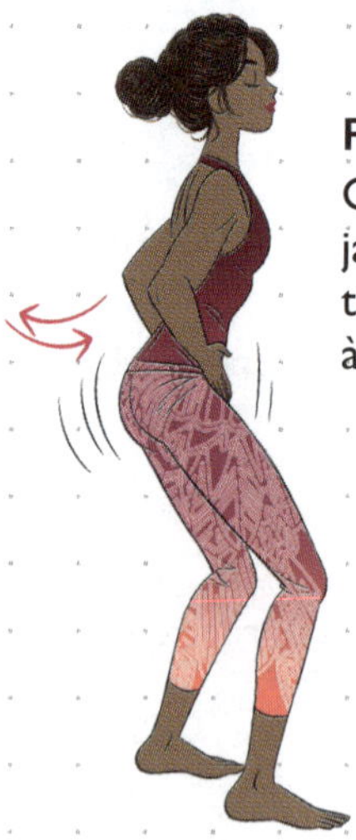

Position twerk

Ouvrez les jambes de la largeur des épaules, fléchissez les deux jambes. Placez les mains sur vos genoux. Amusez-vous à faire tourner votre bassin, explorez vos articulations, et amusez-vous à checker votre bumbum.

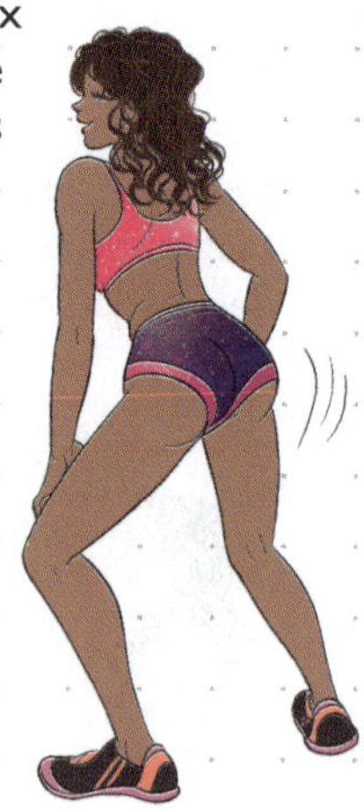

Booty shake

Relâchez les mains des genoux et placez-les devant votre nombril. Toujours les jambes bien fléchies, tapez un pied puis l'autre sur le sol comme si vous courriez sur place, cela agite les fesses ! Éclatez-vous, faites vibrer tout votre corps !

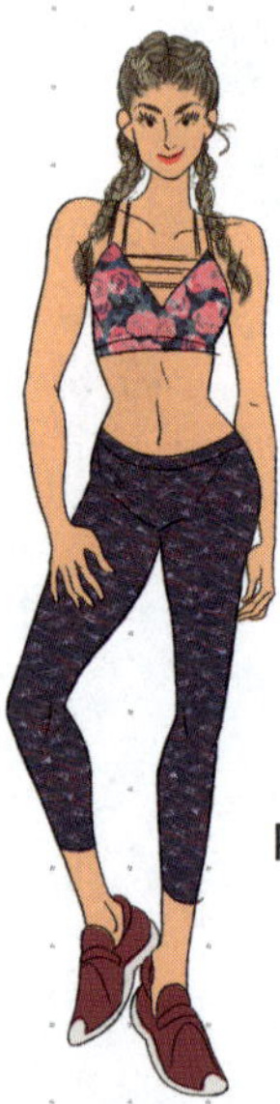

Semaines 5 & 6 : mon training yoga minceur haut du corps (ventre & bras) !

Un joli ventre plat, une taille de guêpe, de jolis bras, on en rêve pour s'autoriser le deux-pièces sur la playa ou le croc top… Et si vous voyiez les choses autrement ? Déjà, rien ne doit vous empêcher de vous habiller comme vous le souhaitez. Mais il est aussi important de ne pas considérer le ventre de la femme uniquement comme un membre, mais comme une partie sacrée de notre corps. Alors il est grand temps de le chouchouter et d'apprendre à l'aimer. On ne vise pas le 6 packs mais plutôt une ceinture abdominale tonique qui va nous permettre de bouger aisément mais aussi de maintenir votre dos en bonne santé.

Un ventre gainé, c'est un centre du corps fort, symbole de votre force intérieure, de votre assurance et de votre fierté !
Dernière semaine, dernière ligne droite pour terminer ce programme yoga minceur sur la fierté de votre corps et de tout ce que vous avez accompli !

Comment ça marche ?

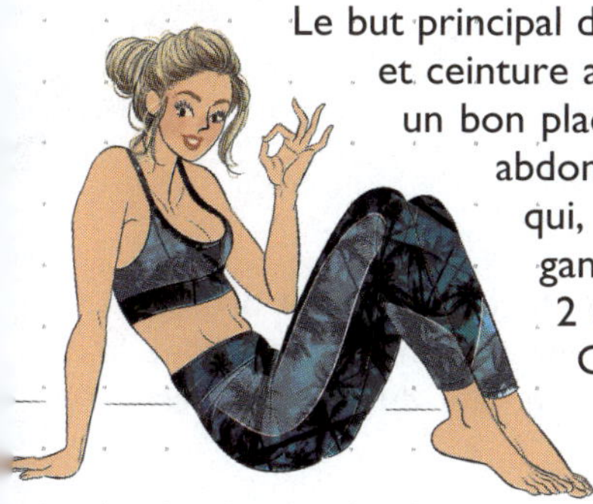

Le but principal de cette séance de *Vinyasa* est de tonifier le haut du corps : bras et ceinture abdominale. Réussite garantie, puisque des postures adaptées et un bon placement permettent de protéger le dos et d'éviter les poussées abdominales des exercices d'abdos classiques, les fameux « crunchs » qui, à long terme, peuvent entraîner notamment des descentes d'organe. Vous retrouverez également plusieurs postures de gainage 2 en 1 qui renforcent les abdos et les bras en même temps.
C'est une séance qui bouge et fait monter le cardio en jouant sur les sauts et les équilibres ! On finit ce programme légère et dans les airs ! On s'amuse avec notre corps avec des postures d'inversion douce sans pression.

Les postures de la semaine

Échauffement : salutation au soleil (voir p. 24)

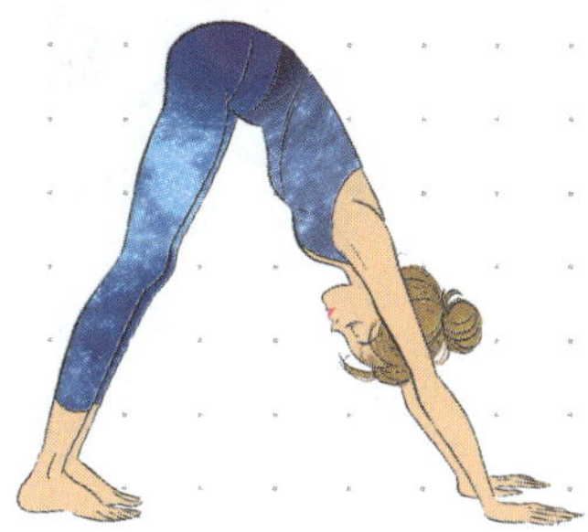

Flow

Chien tête en bas avec variation genou coude

Ça sert à : activer les bras et travailler le gainage.

Go ! Depuis le chien tête en bas de la salutation au soleil (voir p. 22), inspirez, soulevez la jambe droite en gardant les deux hanches de face. Expirez, amenez le genou droit vers le coude droit. Inspirez, revenez en chien à trois pattes. Expirez, ramenez le genou droit vers le coude gauche. Restez là.

Combien ? 1 fois

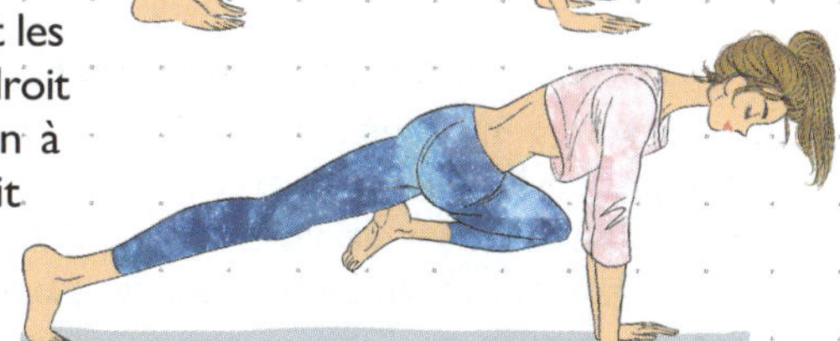

Triangle renversé

Ça sert à : renforcer profondément le bras de terre.

Go ! Tendez votre jambe droite devant vous, derrière votre coude gauche. Montez le bassin. Soulevez votre bras gauche vers le ciel. Vous êtes en appui sur la main droite, le pied droit et le pied gauche, l'épaule droite bien active, les muscles de la taille gainés pour monter haut les hanches. Respirez.

Combien ? Maintenez la posture durant 3 respirations

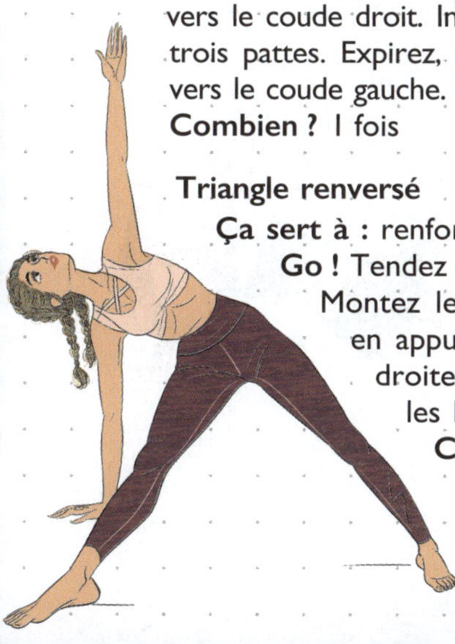

Enchaînement triangle renversé avec back bend

Ça sert à : ouvrir le cœur et renforcer les obliques.

Go ! Inspirez, relâchez votre bassin au ras du sol tout en plaçant votre main gauche devant le cœur. Expirez, levez le bassin et projetez votre poitrine ouverte vers le ciel, laissez votre bras s'étirer vers l'arrière.

Combien ? 3 fois

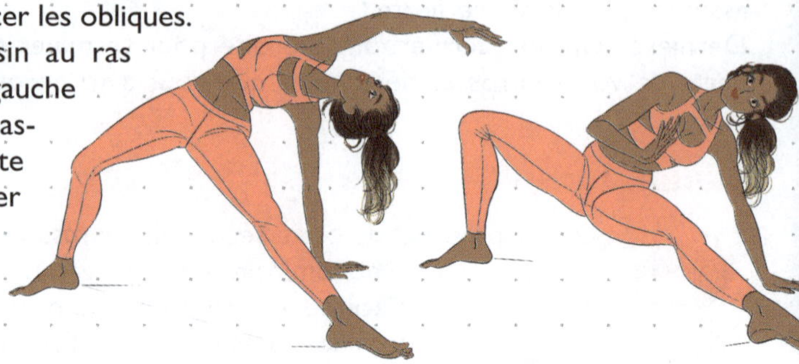

Planche genou-poitrine

Ça sert à : passer à la posture suivante (c'est une transition) et renforcer les abdos profonds.

Go ! Inspirez, replacez votre main gauche au sol comme dans une planche, mais gardez le genou le plus proche possible de la poitrine. Expirez, arrondissez le haut du dos pour créer le plus d'espace possible entre les vertèbres du haut du dos.

Combien ? 1 respiration

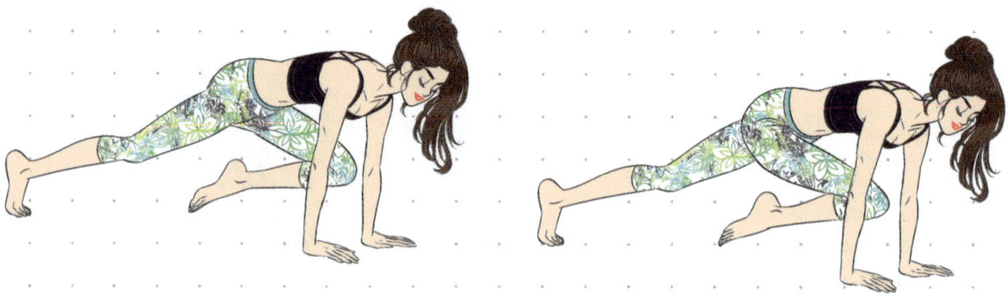

Planche latérale avec variation arbre

Ça sert à : renforcer profondément le bras de terre, travailler les obliques (muscles de la taille).

Go ! Inspirez et venez vous placer dans une planche latérale en appui sur le bras gauche, votre pied droit est placé au-dessus de votre genou gauche dans la posture de l'arbre, genou ouvert sur le côté, plante du pied droit à l'intérieur de la cuisse gauche. Vous avez changé de sens sur votre tapis. Et vous avez changé d'appui. Respirez pour 3 cycles.

Combien ? Maintenez la posture durant 3 respirations

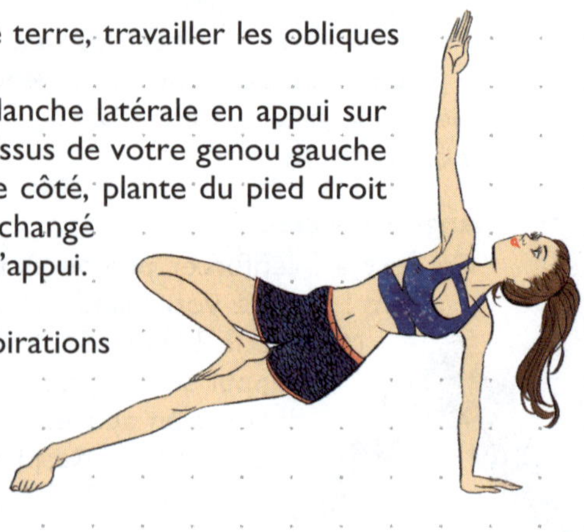

Fente haute

Ça sert à : libérer les bras après tous ces efforts.
Go ! Inspirez, levez le genou le plus haut possible pour faire un pas et placer votre pied au milieu de l'avant de votre tapis. Replacez la main droite au sol si vous en avez besoin pour garder l'équilibre. Activez vos deux jambes, genou avant fléchi au-dessus de la cheville. Inspirez, redressez-vous, les bras vers le ciel. Respirez.
Combien ? Maintenez la posture durant 3 respirations

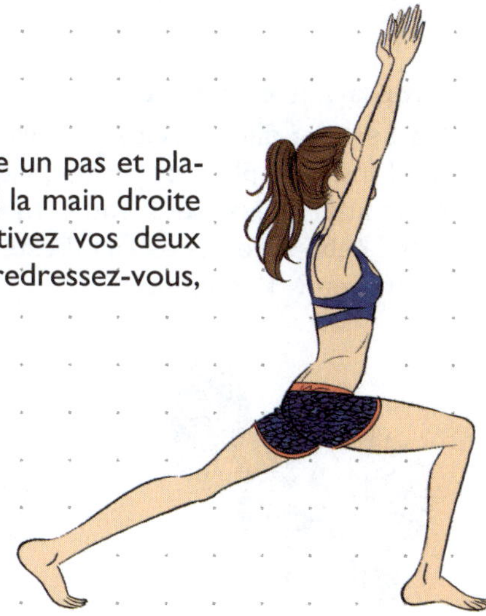

Vinyasa

Ça sert à : renforcer les bras, les pectoraux, les épaules.
Go ! Posez les mains, reculez le pied et inspirez dans la planche. Expirez, posez les genoux au sol, la poitrine et le menton au sol en *ashtangasana* (ou, depuis la planche, fléchissez les coudes le long du corps pour vous placer en *chaturanga*). Inspirez, glissez pour vous allonger à plat-ventre au sol dans la posture du petit cobra (ou, depuis *chaturanga*, pressez sur les mains pour vous placer en chien tête en haut, en appui uniquement sur les orteils et les mains). Terminez de nouveau en chien tête en bas en pressant sur les mains et les pieds pour lever les hanches vers le ciel, tête en bas (voir p. 23).
Combien ? 1 cycle.

Enchaînement dauphin-planche

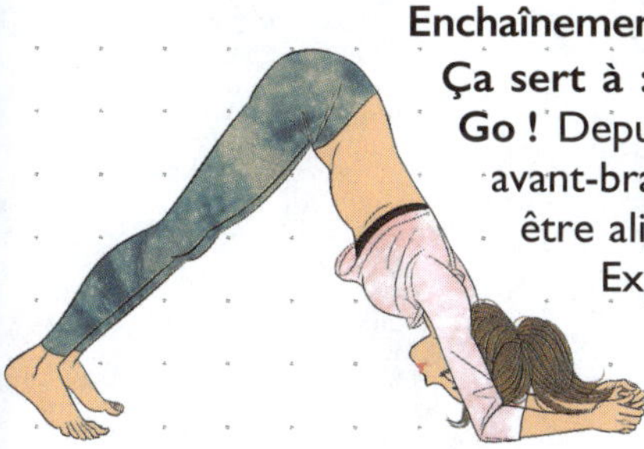

Ça sert à : renforcer les avant-bras et les épaules, gainer les abdos.
Go ! Depuis la posture du chien tête en bas, inspirez et déposez vos avant-bras au sol en gardant le bassin au ciel. Les poignets doivent être alignés avec vos coudes. Vous êtes dans la posture du dauphin. Expirez, abaissez le bassin pour vous placer dans une planche sur les avants bras. Recommencez.
Combien ? 3 cycles.

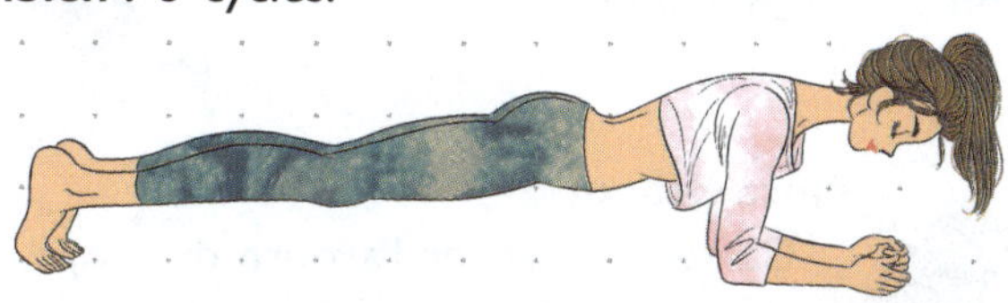

Chien tête en bas

Ça sert à : vous relaxer.
Go ! Pressez à nouveau sur les mains pour vous placer dans le chien tête en bas. Pour plus de facilité, tendez un bras après l'autre. Ne laissez pas le bassin chavirer de droite et de gauche, gardez-le toujours face au sol.
Combien ? Restez dans la posture durant 3 respirations

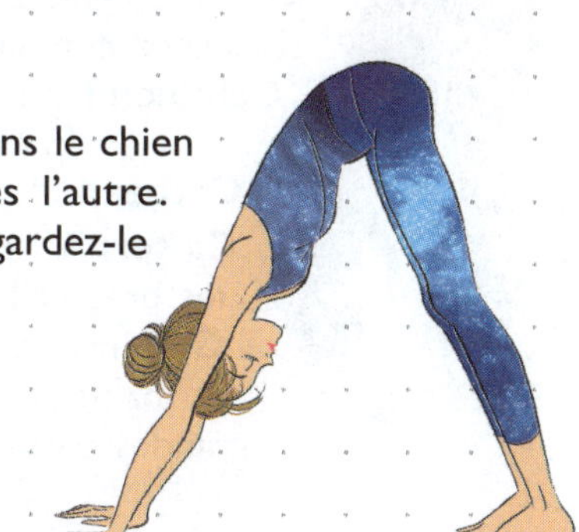

Jump avant et arrière

Ça sert à : faire monter le cardio, tonifier les bras.
Go ! Inspirez, pliez les jambes, expirez et sautez le plus haut possible en montant votre bassin pour atterrir les pieds entre les deux mains. Terminez le dernier saut dans la posture de la pince debout, fesses en l'air, buste fléchi, tête en bas, ventre contre les cuisses (voir ci-dessous).
Combien ? 3 répétitions

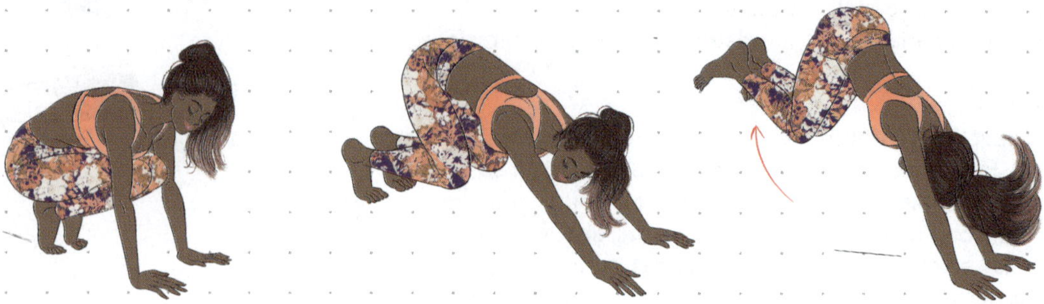

Écart en l'air + saut

Ça sert à : travailler votre équilibre et le gainage des abdos profonds.
Go ! Les mains à plat au sol, inspirez, montez la jambe droite vers le ciel le plus haut possible comme si vous vouliez faire un grand écart vertical. Gardez les hanches de face. Expirez, pressez dans les mains et faites décoller votre pied de terre pour éventuellement tester l'équilibre en équerre ! Allez-y à votre rythme en décollant simplement le pied de quelques centimètres si vous avez peur de tomber en arrière.
Combien ? 3 répétitions

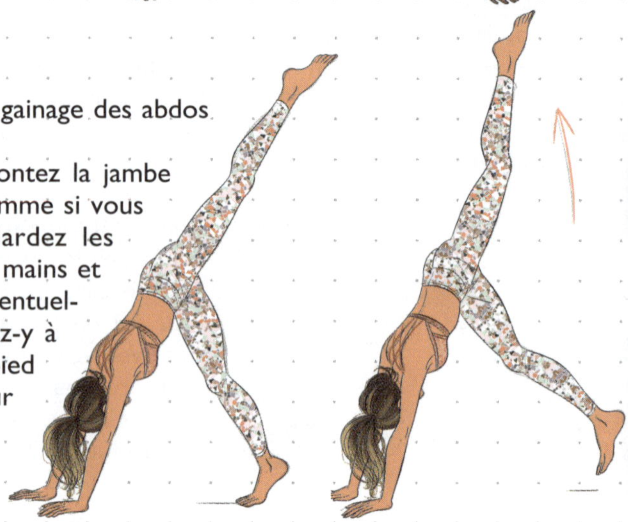

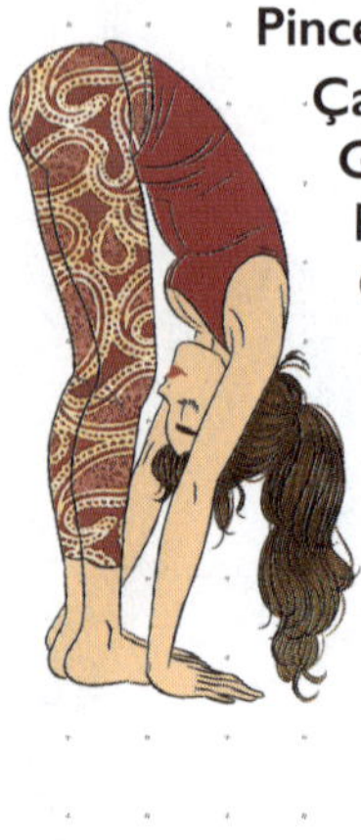

Pince debout

Ça sert à : étirer l'arrière du corps, récupérer votre souffle.
Go ! Descendez la jambe droite, les deux pieds se replacent au sol. Relâchez complètement le poids des bras et la tête.
Combien ? 3 respirations

Corbeau

Ça sert à : s'amuser à flotter au-dessus du sol, travailler en profondeur les bras et les abdominaux.
Go ! Inspirez, ouvrez les mains de la largeur des épaules. Expirez, placez les mains au sol bien à plat, les doigts grands ouverts pour former deux grandes pattes. Inspirez, étirez votre colonne et venez placer l'intérieur

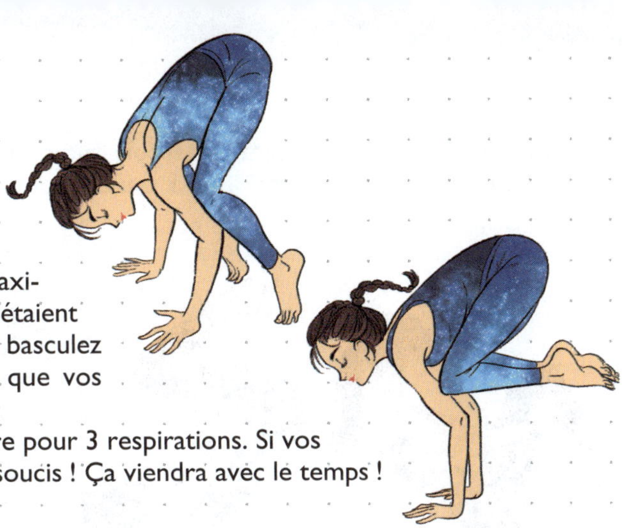

des cuisses à l'extérieur des triceps, les muscles arrière du bras. Si vous êtes à l'aise, vous pouvez placer les genoux au creux de l'aisselle, et les jambes sur les triceps. Serrez les abdos et serrez au maximum les jambes contre les bras comme s'ils étaient soudés par une colle glue invisible. Expirez, basculez le poids du corps vers l'avant jusqu'à ce que vos orteils décollent.
Combien ? Essayez de rester dans la posture pour 3 respirations. Si vos orteils ne décollent pas aujourd'hui, pas de soucis ! Ça viendra avec le temps !

Vinyasa
Ça sert à : faire la transition.
Go ! Posez les mains, reculez un pied, puis l'autre, et inspirez en planche. Expirez en *ashtangasana* (ou en *chaturanga*). Inspirez, glissez pour vous allonger en petit cobra (ou pressez sur les mains pour vous placer en chien tête en haut). Terminez de nouveau en chien tête en bas (voir p. 23). Puis sautez entre les deux mains pour vous asseoir.
Combien ? 1 cycle

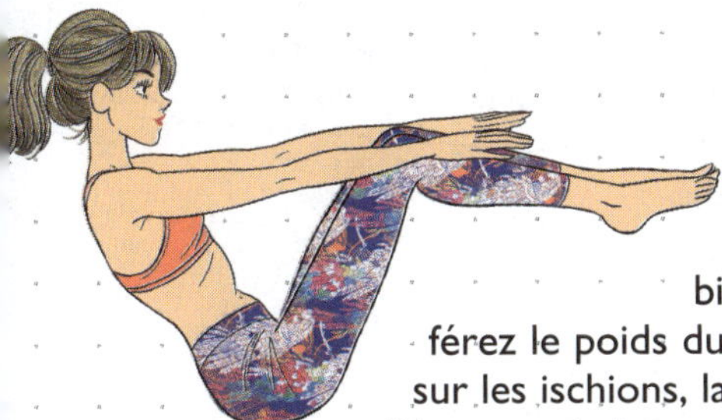

Le bateau
Ça sert à : renforcer les abdominaux.
Go ! Assise sur le sol, genoux fléchis, les pieds à plat au sol sous les genoux. Attrapez l'arrière de vos cuisses, inspirez, étirez le sommet du crâne vers le ciel, afin de bien allonger la colonne vertébrale. Puis expirez et transférez le poids du corps légèrement vers l'arrière pour trouver l'équilibre sur les ischions, la pointe des fesses. Décollez les pieds du sol, tibias parallèles au sol. Attention, ne laissez pas votre dos s'arrondir, grandissez-vous constamment en montant le sternum vers le ciel et absorbez votre nombril vers l'intérieur. Inspirez, expirez en regardant vers le ciel.
Option strong : positionnez les bras à l'horizontal, paumes de mains vers le ciel, et les jambes fléchies, tibias parallèles au sol voire, encore plus difficile, tendues vers le ciel.
Combien ? Tenez la posture durant 6 respirations, puis faites une pause en « petite boule », mains sur les pieds, front sur les genoux durant 1 cycle respiratoire

Le bateau en diagonale
Ça sert à : renforcer les obliques, les muscles de la taille.
Go ! Depuis le bateau, jambes décollées du sol, inspirez, placez les mains vers le ciel en salutation. Expirez et tournez légèrement votre buste vers la gauche et dirigez les mains vers le sol à gauche pour engager les obliques. Inspirez bras vers le ciel, expirez en tournant le buste et les bras de l'autre côté.

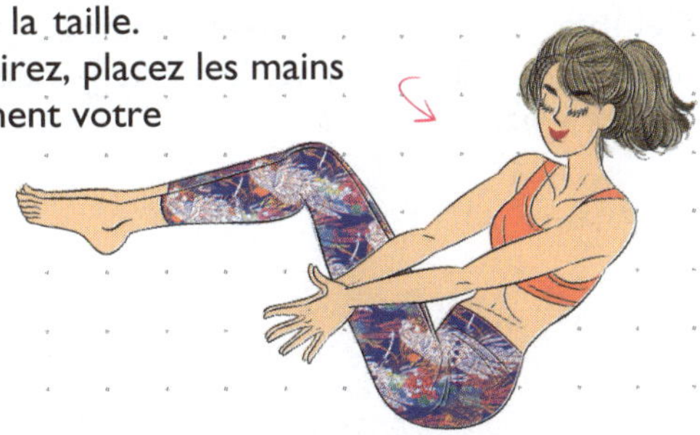

Combien ? 6 cycles respiratoires puis faites une pause en « petite boule », main sur les pieds, front sur les genoux pour 1 cycle respiratoire

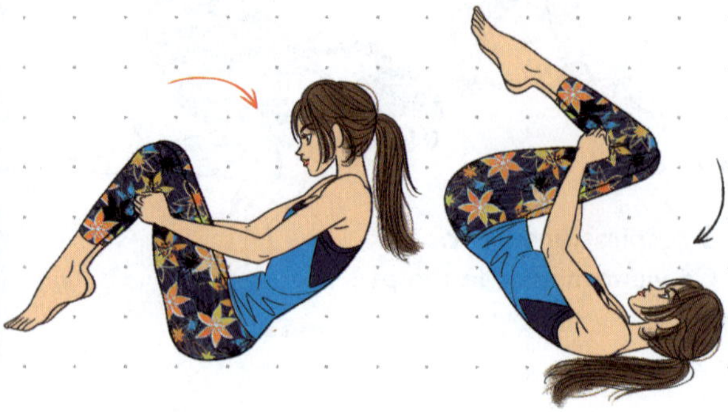

Rocking

Ça sert à : retrouver de l'énergie et masser tout le dos.

Go ! Toujours en équilibre sur les fesses, saisissez vos genoux entre vos bras, inspirez et roulez vers l'arrière. Expirez, utilisez vos abdominaux pour rouler et revenir vous asseoir en petite boule. Répétez cette action 3 fois. Sur le dernier cycle, prenez un peu plus d'élan pour vous redresser en posture debout sans poser les mains au sol.

Combien ? 6 cycles

Corbeau

Ça sert à : renforcer le bas-ventre et dépasser ses peurs.

Go ! Inspirez, ouvrez les bras de la largeur des épaules. Expirez, fléchissez le buste et placez les mains au sol bien à plat, les doigts grands ouverts pour former deux grandes pattes. Inspirez, étirez votre colonne et venez placer l'intérieur des jambes à l'extérieur des triceps. Expirez, basculez le poids du corps vers l'avant jusqu'à ce que vous orteils décollent.

Combien ? Tenez la posture durant 3 respirations

TAKE A VINYASA ! Puis recommencez le flow de l'autre côté. À la fin, sautez entre les deux mains en posture assise.

Et c'est parti pour le flow !

Quel rythme ? Sur le premier flow, nous resterons 3 cycles respiratoires dans les postures. 1 cycle respiratoire = 1 inspiration + 1 expiration. Puis, dans le deuxième flow, on restera 2 cycles respiratoires. Le troisième flow sera beaucoup plus rapide, car on restera pour 1 cycle respiratoire seulement.

Combien de tours ? Le flow peut se répéter 3 ou 4 fois selon votre disponibilité, votre énergie du jour et votre objectif.

Quelle durée ? 35 min environ en répétant le flow 2 fois, 45 min si vous le répétez 3 fois, 55 min si vous le répétez 4 fois.

Combien de séances ? Au minimum 2, et pourquoi pas 3 ou 4 fois dans la semaine ! À vous de décider ! En revanche, une fois la décision prise, en début de semaine, on s'y tient, no matter what !

▷ Préparation : méditation, respiration complète + respiration ujay – 6 à 8 cycles

▷ Échauffement : salutations au soleil avec variation squat

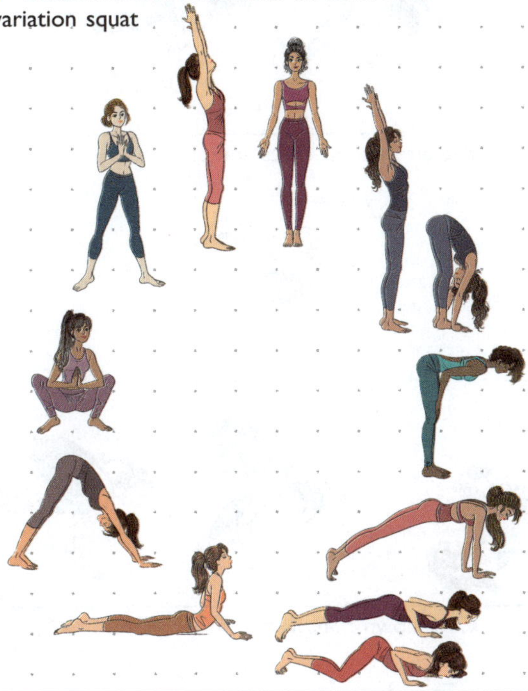

▷ Chien tête en bas + variation genou coude : 1 fois

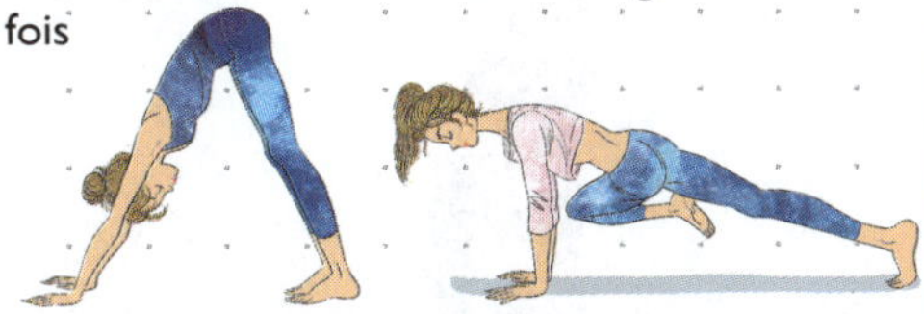

▷ Triangle renversé : durant 3 respirations

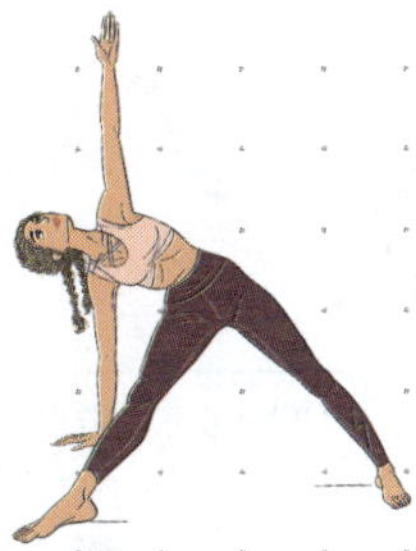

▷ Enchaînement triangle renversé avec back bend : 3 fois

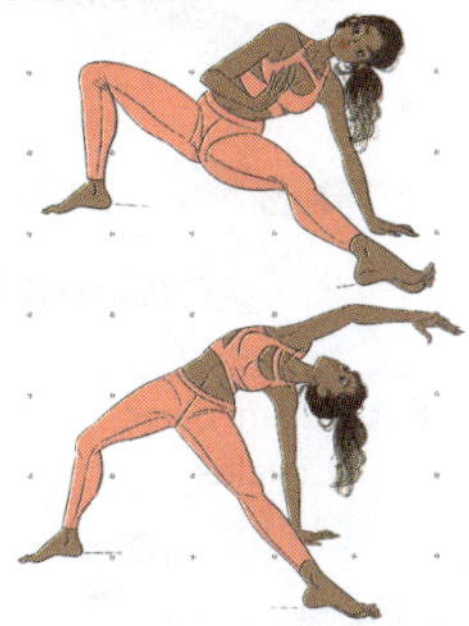

▷ Planche genou poitrine : durant 1 respiration

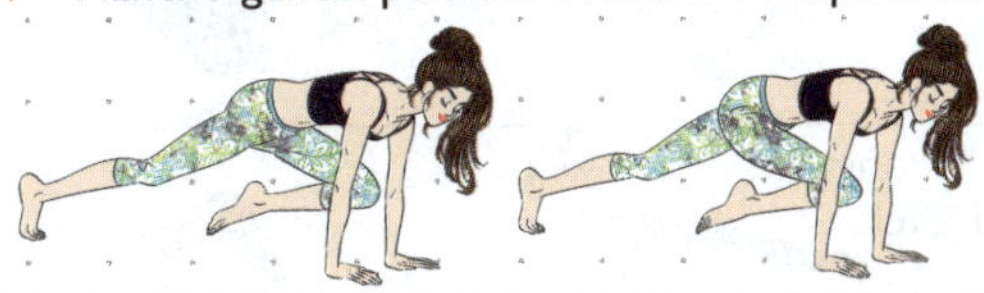

▷ Planche latérale avec variation arbre : durant 3 respirations

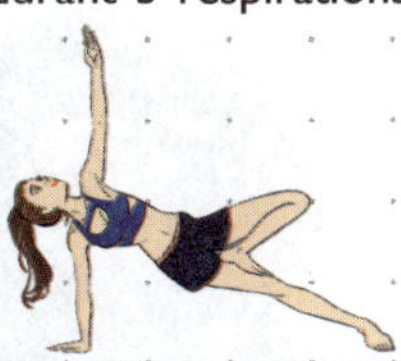

▷ Fente haute : durant 3 respirations

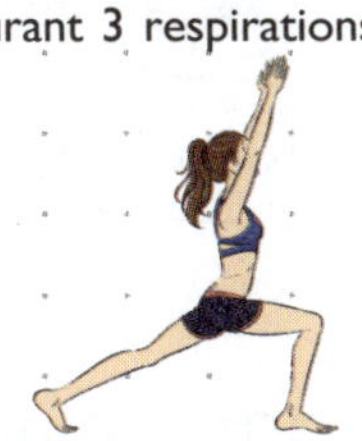

▷ Vinyasa : 1 cycle

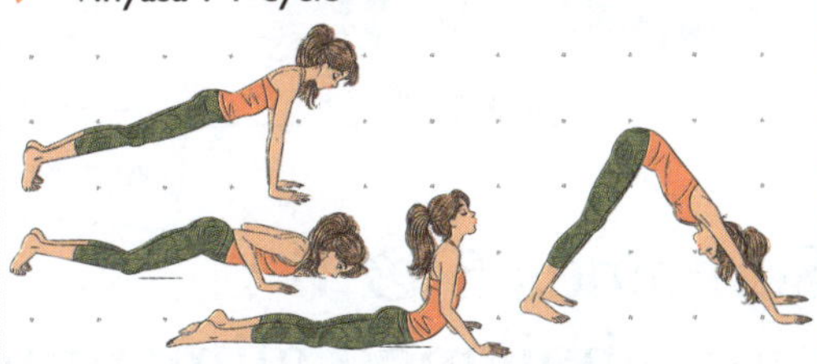

▷ Enchaînement dauphin-planche : 3 fois

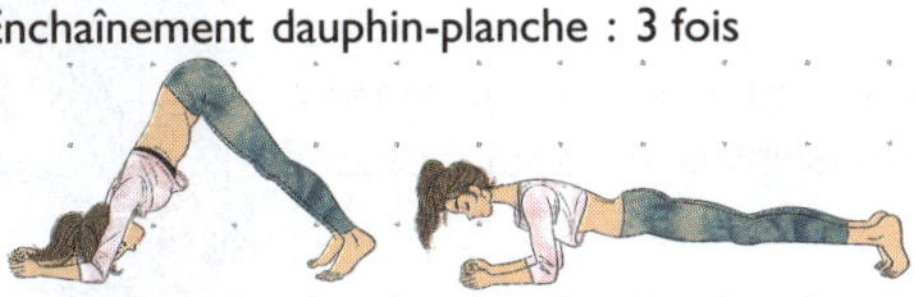

▷ Chien tête en bas : durant 3 respirations

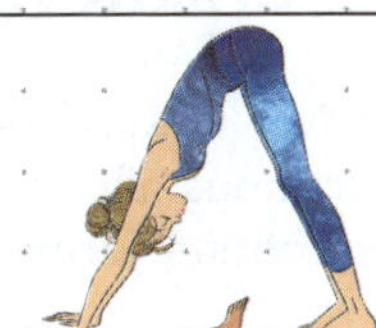

▷ Jump arrière-avant : 3 fois

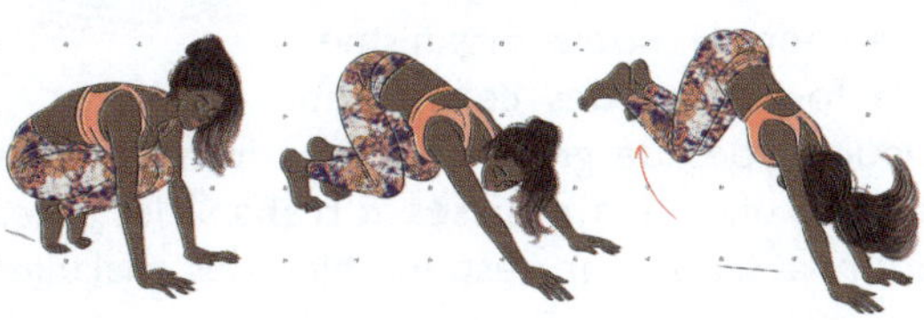

▷ Écart en l'air + Saut : 3 fois

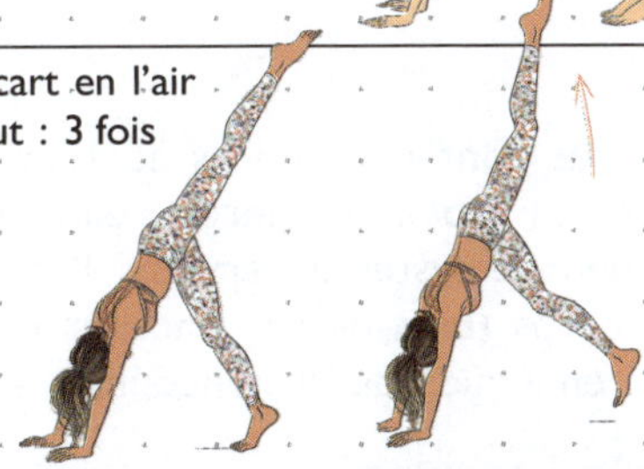

▷ Pince debout : durant 4 respirations

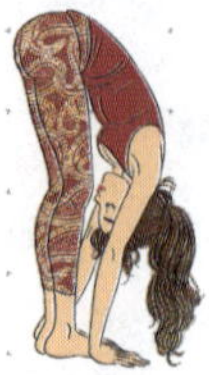

▷ Corbeau : durant 3 respirations

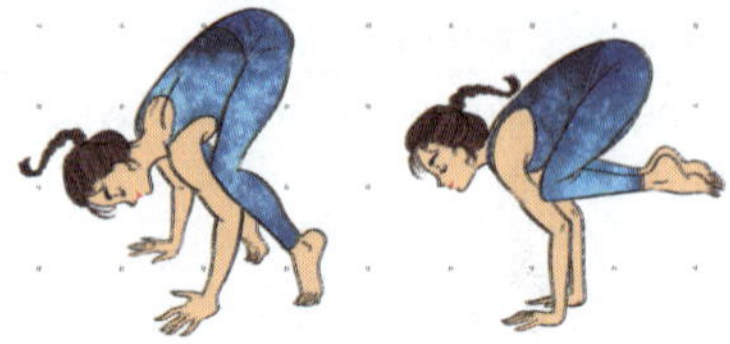

▷ Vinyasa : 1 cycle

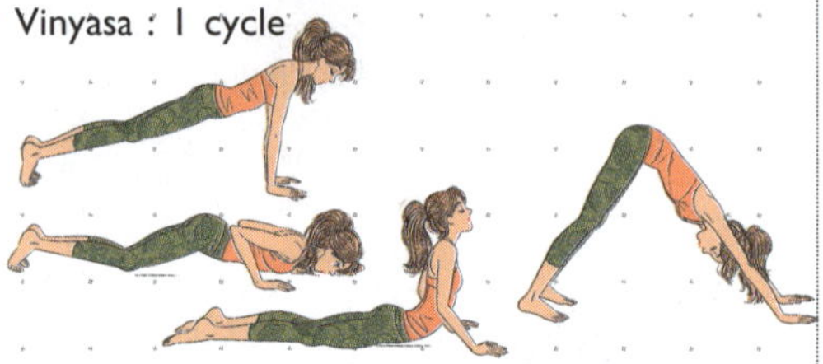

▷ Bateau : durant 6 respirations

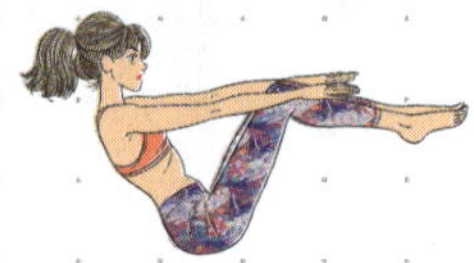

▷ Bateau en diagonale : 10 cycles

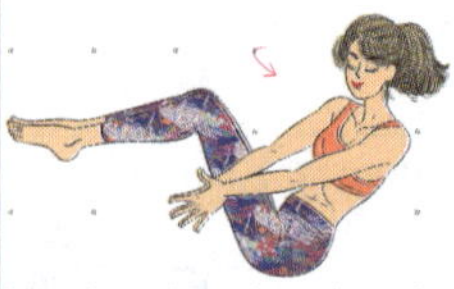

▷ Rocking : 6 cycles

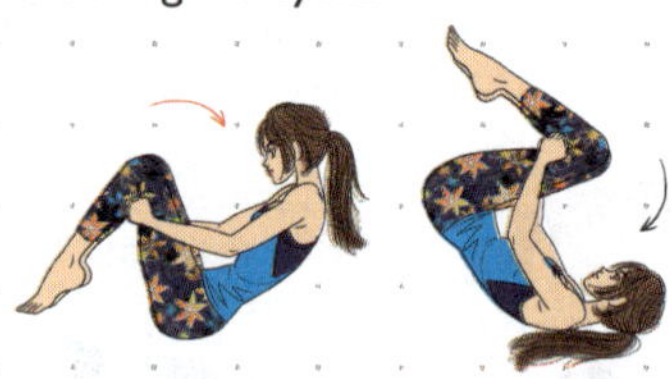

▷ Corbeau

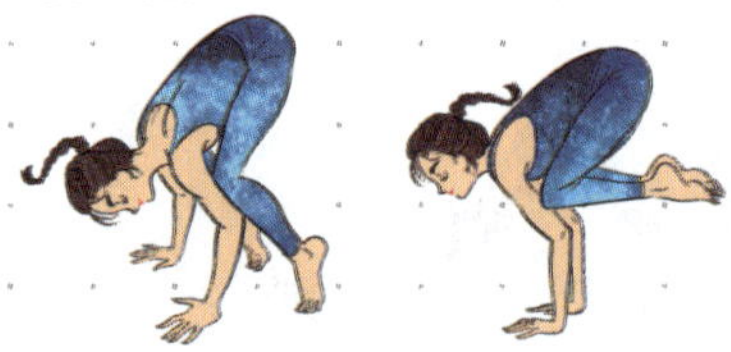

▷ Vinyasa : 1 cycle

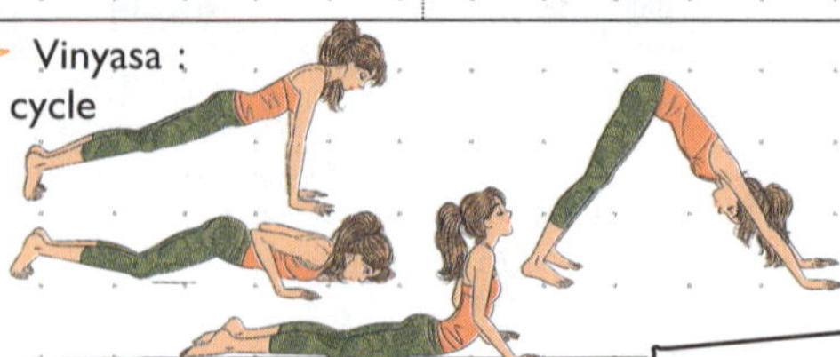

▷ Cool down : Shavasana

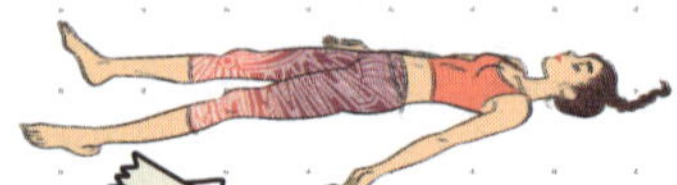

Recommencez le flow de l'autre côté !

Semaines 5 & 6 : mon challenge alimentation bon gras

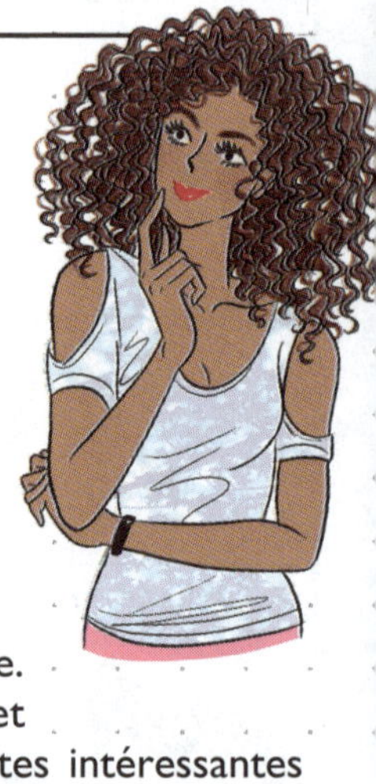

Pour éviter le stockage des graisses au niveau du ventre et des poignées d'amour, nous allons apprendre à choisir les bonnes graisses pour rester fit et en bonne forme !

Quels sont les bons gras ?

Les graisses sont essentielles au bon fonctionnement de notre organisme. Ce sont des stocks d'énergie, elles assurent la formation des cellules et développent le système nerveux. Il existe plusieurs types de graisses, toutes intéressantes pour le corps (bien qu'en quantités différentes) sauf une : **les graisses « trans »**, les pires graisses, ennemies de la minceur et nocives pour la santé, car responsables des maladies cardiovasculaires. On les trouve dans les produits industriels (quiches, pizzas, viennoiseries, biscuits) et dans les produits laitiers.

Je fais les bons choix

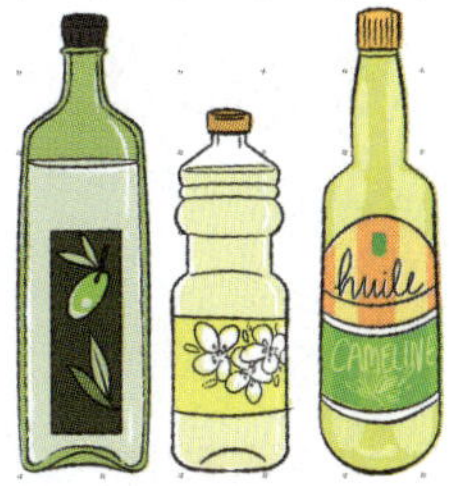

Les bonnes proportions parmi les types de graisses :

- 30 % de graisses saturées (dans l'huile de coco, les viandes, les poissons ou les oléagineux) → privilégiez l'huile de coco.
- 50 % de graisses mono insaturées → pensez à l'huile d'olive bio de première pression à froid et à l'avocat.
- 20 % de graisses poly insaturées (oméga-3 et oméga-6) → variez les huiles (colza, lin ou cameline) et évitez absolument l'huile de tournesol.

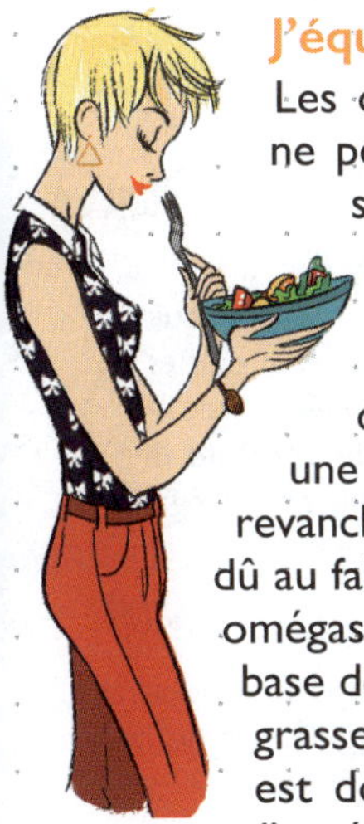

J'équilibre mon rapport oméga-3 oméga-6

Les omégas-3 et omégas-6 sont des acides gras essentiels à l'organisme, car ils ne peuvent être synthétisés par le corps. Ils sont responsables de notre bonne santé cellulaire, neurologique et cardiovasculaire.

Mais nous avons particulièrement besoin d'équilibrer notre taux d'oméga-3 par rapport à notre taux d'oméga-6. En effet, notre alimentation moderne fournit naturellement beaucoup plus d'oméga-6, principalement présent dans les céréales, produits laitiers, viandes et légumineuses. En excès, ils ont une tendance inflammatoire que les omégas-3, anti-inflammatoires, corrigent. En revanche, les omégas-3 se font de plus en plus rares dans notre alimentation. Cela est dû au fait que la viande, les œufs, le beurre qui contiennent à la base des omégas-3 et omégas-6 sont beaucoup plus concentrés en oméga-6, car les animaux sont nourris à base de céréales, de farine de soja et de maïs très riches en omégas-6. Les matières grasses des plats industriels contiennent également beaucoup d'omégas-6. L'objectif est donc d'augmenter la consommation d'oméga-3 et de réduire un peu celle d'oméga-6 pour rééquilibrer le rapport entre les deux.

Comment faire le plein d'oméga-3 indispensables au bon développement du cerveau ?

- ✗ Arrêtez les plats industriels et les huiles raffinées type huile de tournesol.
- ✗ Choisissez vos œufs : privilégiez des œufs bio avec des poules élevées en plein air (moins nourries au grain riche en oméga-6).
- ✓ Pour les omégas-3 d'origine végétale, misez sur les huiles de colza, lin, graine de chia, caméline, noix.
- ✓ Pour les omégas-3 d'origine animale, vous pouvez consommer des poissons gras (harengs, sardines, maquereaux).

Je mange aussi des omégas-9

Pensez-aussi aux omégas-9 qui contribuent notamment à équilibrer le taux de cholestérol, ils jouent également un rôle immunitaire et aident la prévention des maladies cardiovasculaires. On en trouve dans l'huile d'olive et huile de colza biologiques de première pression à froid, dans les avocats et dans les oléagineux : tous types de noix, noisettes, noix de cajou ! Et dans les purées d'oléagineux, purée d'amande, purée de sésame.

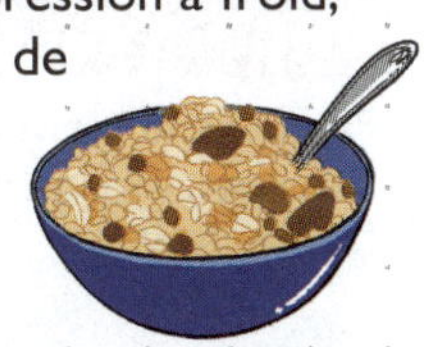

Ma semaine de menus

Cette semaine, on mise sur des recettes simples et efficaces riche en bons gras !

	Petit déjeuner	Déjeuner	Dîner
Lundi	Jeûne intermittent.	Light Green salade : mélange de salades + crudités + avocat + houmous	Velouté de chou-fleur et poireaux avec 1 c. à s. d'huile d'olive Salade d'algues (voir p. 65)
Mardi	Tartine de pain complet avec purée d'amandes complètes (en magasin bio) et banane.	Tarte à la tomate et au maquereau ou hareng + salade verte	Poêlée de légumes et tofu
Mercredi	Crackers sans gluten + œuf	Salade mixte, roquefort et noix, haricots verts et huile végétale de votre choix riche en oméga-3.	Salade de courgettes à la vapeur accompagnée de quinoa + purée de brocoli + jeunes pousses assaisonnées avec 1,5 c. à s. d'huile végétale de votre choix riche en oméga-3
Jeudi	Miam aux fruits	Ratatouille + omelette + salade	Curry vert façon thaï : chou-fleur, courgette, aubergine, lait de coco + salade, tofu et crudités
Vendredi	Avocado toast avec 1 œuf par-dessus	Green bowl : patate douce, pois gourmands vapeur, épinards frais, chou rouge cru émincé et seitan poêlé, sur une base de riz semicomplet ou noir ou rouge	Apéro légumes crus à faire tremper dans houmous et tatziki + fromage de brebis à grignoter + noix de cajou
Samedi	Miam aux fruits	Sardine au four à la méditerranéenne, pomme de terre, salade assaisonnée de l'huile végétale de votre choix	Ramen aux légumes 1 œuf mollet
Dimanche	Pancakes au lait végétal + purée d'amande, banane et chocolat fondu	Gado-gado, tempeh avec sauce cacahuète	Soupe de potimarron Dés de tofu fumé poêlés

Mes recettes zéro mauvais gras

« Miam aux fruits » de France Guillain

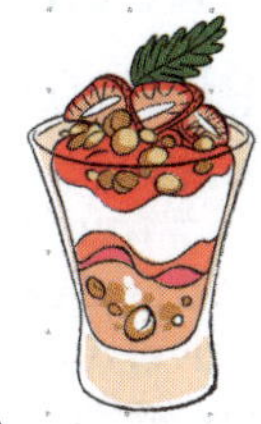

Un petit déjeuner qui vous permettra de faire le plein de vitamines, de minéraux et bien sûr d'omégas-3 ! Il demande un peu de préparation, mais vaut vraiment le coup, car il vous permettra de conserver votre énergie toute la matinée. Il peut également remplacer votre déjeuner.
Écrasez ½ banane, puis émulsionnez-la comme une mayonnaise avec 2 c. à c. de jus de citron, 2 c. à s. d'huile végétale riche en oméga-3 (on conseille souvent le colza). Ajoutez-y 1 c. à s. de graines de sésame et 1 c. à s. de graines de lin broyées pour une meilleure assimilation. Parsemez de 1 c. à s. d'oléagineux de votre choix (cajou, noix, amandes etc.) et de morceaux de 3 fruits de saison de votre choix. Préparez-vous une jolie assiette ou un joli bol appétissant pour une gourmandise des yeux supplémentaire. Vous pouvez mixer le mélange de graines de sésame et lin en avance et le conserver 6 jours maximum au réfrigérateur. Bon appétit !

Gado-gado (pour 2 personnes)

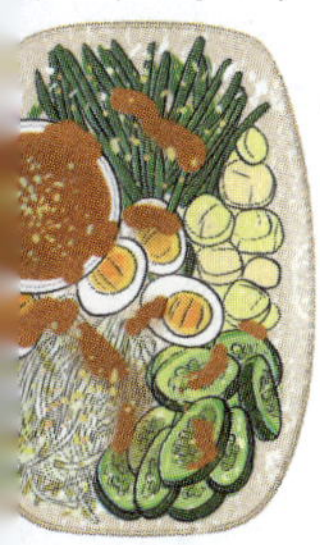

Cette recette balinaise vous fera voyager instantanément et émerveillera vos papilles. Légumes chauds et froids de votre choix s'accompagnent de tempeh et d'une délicieuse sauce cacahuète pour le plaisir de nos papilles. Un plat équilibré idéal pour les végé !
Faites cuire à la vapeur (séparément, si possible) 4 poignée de haricots verts, 4 pommes de terre. Faites bouillir de l'eau pour y faire cuire 1 œuf dur (10 min à frémissement). Dans une poêle graissée d'huile de coco, poêlez du tempeh pour le colorer. Disposer ensuite joliment dans une assiette les légumes cuits, l'œuf dur et le tempeh. Vous pouvez ajouter des légumes crus comme du concombre, des pousses de soja et éventuellement des carottes râpées et du chou rouge cru émincé dans une assiette. Arrosez d'une sauce cacahuète faite en mixant au blender 50 g de cacahuètes, 2 grosses noix de macadamia, 1 gousse d'ail, 2-3 cm de gingembre, un peu de piment ou de tabasco si vous souhaitez épicer le tout. Ajouter 2 c. à s. de sauce soja et le jus d'½ citron ainsi qu'un peu d'eau pour obtenir une texture onctueuse. Vous pouvez réchauffer la sauce à la casserole avant dégustation. SELAMAT MAKAN ! (Bon appétit).

Sardines au four à la méditerranéenne (pour 2 personnes)

Un joli plat gourmand à préparer le week-end quand vous êtes en manque de soleil ! Disposez une dizaine (selon la taille et l'appétit) de sardines fraîches, déjà nettoyées, dans un plat adapté à votre four. Découpez 1 poivron, 1 tomate et ½ oignon en dés et parsemez-les par-dessus les sardines avec un peu d'ail râpé à doser selon votre goût. Assaisonnez à votre goût ou simplement sel, poivre et mix d'herbes de Provence. Passez le tout au four 20 min environ à 200° C, un peu moins ou un peu plus selon la cuisson des sardines que vous souhaitez. Attention ça cuit vite ! Servez avec des pommes de terre à la vapeur ou au four et une salade verte.

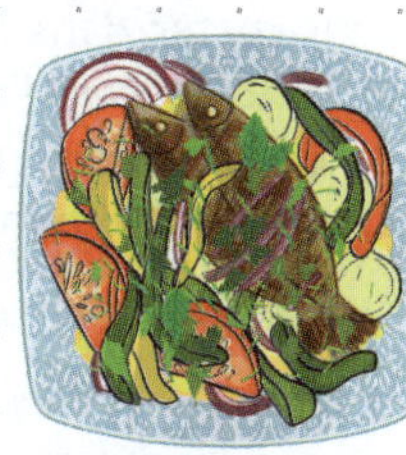

You are beautiful : je m'aime et je m'accepte telle que je suis !

Avec tout le chemin parcouru pendant ce programme, il est grand temps d'être fière de vous et d'ouvrir votre cœur pour rayonner enfin. La symbolique de cette séance de *yin yoga* d'ouverture du cœur est très forte : il s'agit de vous accepter tout entière, telle que vous êtes et de vous donner de l'amour !

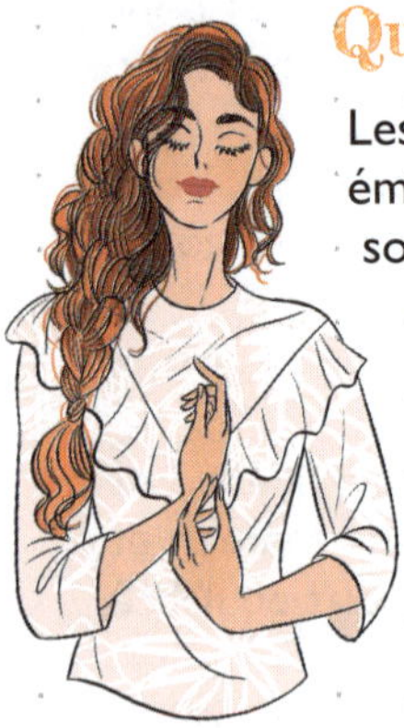

Quel bienfait pour mon estime de moi ?

Les ouvertures de cœur travaillent notre chakra du cœur, qui est le centre des émotions. Ces postures permettent de travailler la compassion pour soi, pour son corps et l'amour inconditionnel. Pendant ces six semaines, vous avez travaillé en duo avec votre corps, il est temps de le remercier, de l'aimer et de vous ouvrir à lui. Il est de temps de réunir votre cœur et votre corps pour vous aimer sans condition, avec vos capitons, vos plis de peau, avec tout ce que vous considérez comme des défauts, mais aussi avec tout ce que vous avez découvert de beau en lui à présent : ses qualités, ses capacités, sa féminité, sa liberté, sa nouvelle énergie, sa nouvelle tonicité et sa beauté lorsqu'il exécute des postures de yoga. Laissez résonner le mantra de la semaine en vous : I AM AMAZING, je suis GENIALE, JE SUIS MAGNIFIQUE !

Mon *yin yoga* d'ouverture du cœur

Le *yin yoga* est un yoga très doux, où les postures sont indépendantes (pas d'enchaînement. On les tient durant plusieurs minutes de façon très relâchée. Cela n'a rien à voir avec un enchaînement de *vinyasa*, c'est une séance pour vous apaiser, et vous prendrez 1 minute de repos entre chaque posture afin de ressentir tous les effets post-postures.
Durée de la séance : 30 min.

Le sphynx

Ça sert à : créer de l'espace au niveau de la cage thoracique, préparer le corps en douceur pour les ouvertures de cœur
Go ! Allongée à plat-ventre sur le sol, les bras sont fléchis, les coudes se placent sous les épaules pour former un angle droit. Les jambes et les fessiers sont complètement détendus. La tête peut rester dans l'axe de la nuque ou bien se relâcher vers l'avant. Vous pouvez placer un gros livre pour soutenir le front.
Combien ? 4 min

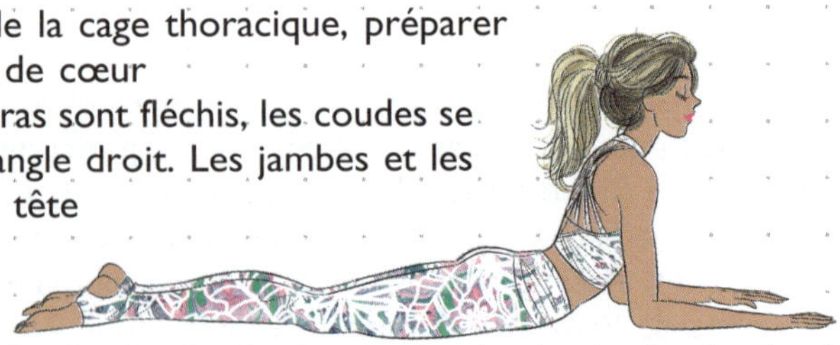

Les ailes

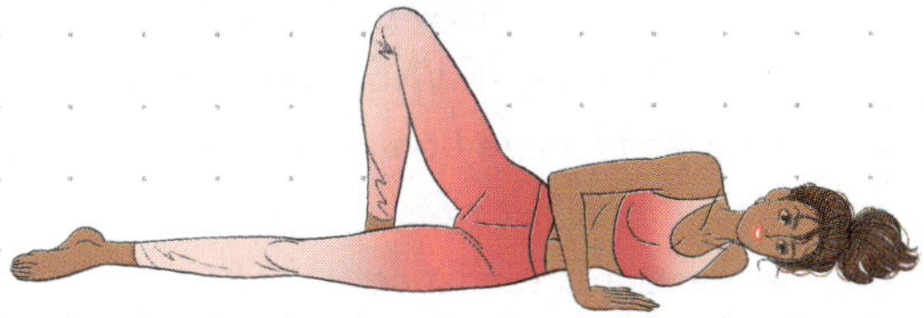

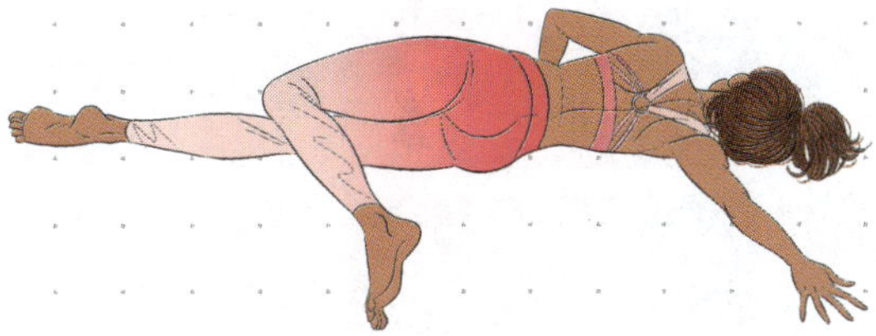

Ça sert à : stimuler les méridiens du cœur situés le long des bras.
Go ! Allongez-vous à plat-ventre sur le sol, les bras ouverts en croix. Placez votre main droite sous votre épaule droite et, délicatement, roulez sur votre épaule gauche pour placer votre corps sur votre flanc gauche : votre bras gauche se trouve alors au sol, dans votre dos. Soyez très attentive aux sensations, vous allez sentir un étirement au niveau de l'épaule, du pectoral et à l'intérieur de tout le bras. Prenez tout votre temps pour entrer dans la posture. Détendez votre nuque. Respirez.
Combien ? 4 min de chaque côté

Le papillon allongé

Ça sert à : ouvrir son cœur et se détendre profondément.

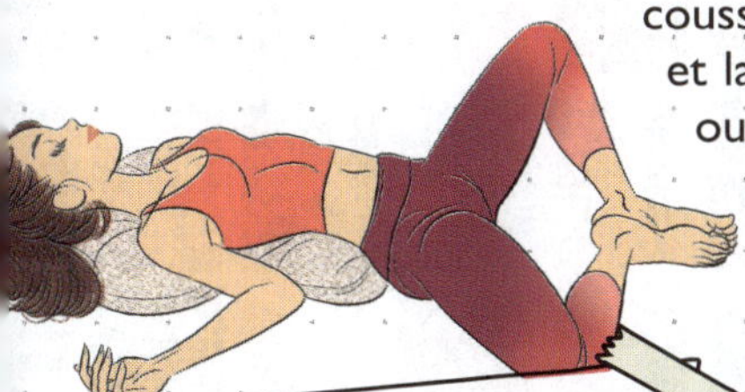

Puis terminez avec 5 min en *Shavasana.*

Go ! Allongez-vous sur le dos, placez un traversin ou deux gros coussins dans le bas de votre dos idéalement selon la longueur et la forme du coussin, ou bien sous vos omoplates, de sorte à ouvrir le haut du dos. Placez un deuxième coussin ou une couverture pliée sous votre tête, afin de protéger votre nuque si elle a tendance à partir vers l'arrière. Vous devez être le plus confortable possible. Ouvrez les deux genoux, les plantes de pieds sont ensemble. Les bras peuvent s'ouvrir, ou rester le long de corps. N'hésitez pas à vous couvrir pour être en totale cocooning dans cette posture.
Combien ? 5 min ou plus

L'auteure

Mon instagram : sophiamazunteyoga
Ma chaîne youtube : Sophia Mazunte yoga
Mon site : www.mazunteyoga.com, mes programmes de coaching, consultations en nutrition, mes séjours etc.

Retrouvez-moi sur mes lieux de cours à Paris :

- Episod, 75010 Paris : www.episod.com
- LeShak, 75009 Paris : https://leshack.fr
- Emma, 75008 Paris : https://emma-paris.com
- Satya yoga, 75011 Paris : https://satya-yoga.fr

LES BEAUTIFUL GIRLS, C'EST TOUTE UNE COMMUNAUTÉ !

Retrouvez plein de bonus, de conseils feel good,
des recettes, des trainings,
et des actus tendance **MADE BY MON CAHIER !**

Un lieu rien que pour vous :
http://mylifeisbeautiful.fr/

Une communauté de filles stylées :
VOUS DÉCHIREZ

mylifeisbeautiful.fr mylifeisbeautiful.fr

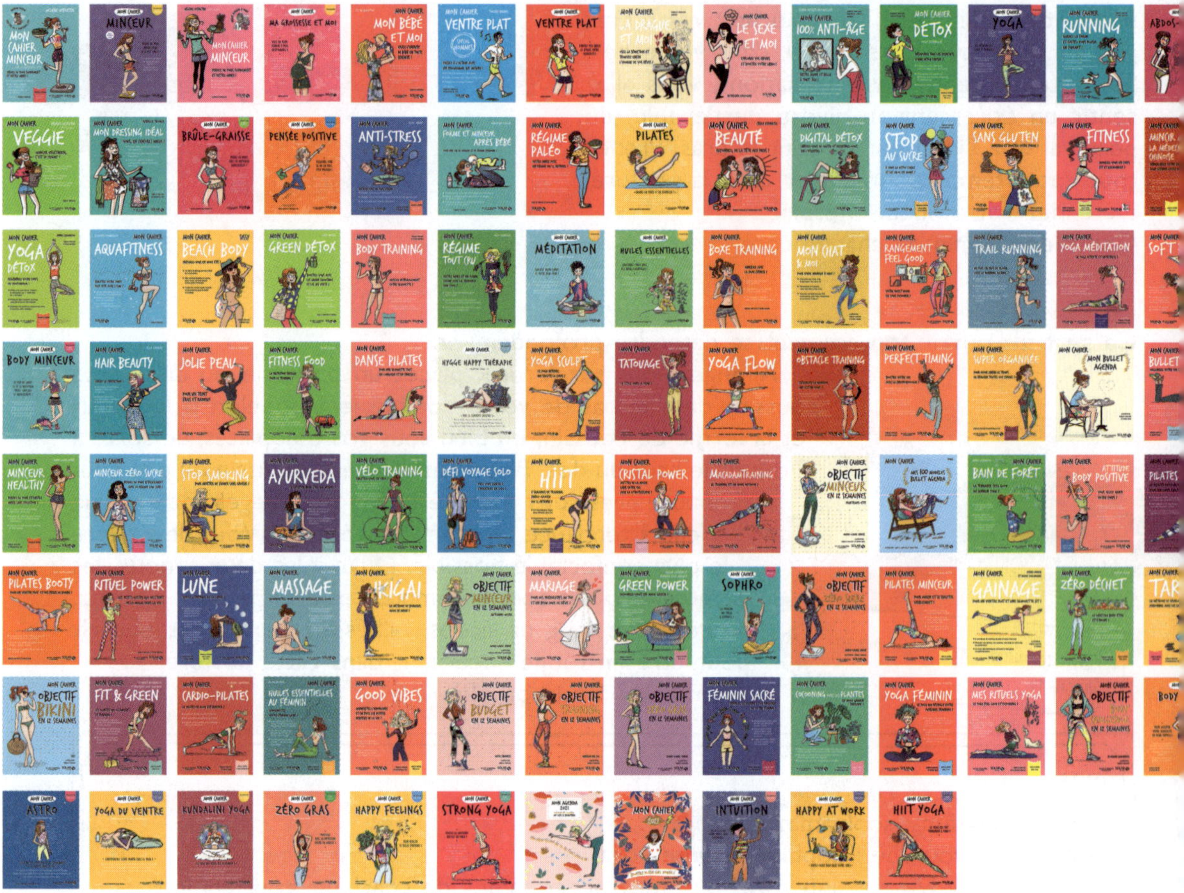

Direction : Jean-Louis Hocq
Direction éditoriale : Marion Guillemet-Bigeard
Édition : Gwladys Greusard
Conception et mise en couleur de la couverture : Stéphanie Brepson
Rabats : Sophie Delannoy
Correction : Dominique Pérot-Poussielgue – Plume-sur-Loire
Mise en pages : Nord Compo
Fabrication : Laurence Duboscq

ISBN : 978-2-263-17294-6
Code éditeur : L17294-02
Dépôt légal : mars 2021

Imprimé en France par Clerc
94, rue de la Brasserie, 18200 Saint-Amand-Montrond

Solar, un département d'Édi8
92, avenue de France,
75013 Paris

FSC www.fsc.org MIXTE Papier issu de sources responsables FSC® C003309

SolarEditions
solar_editions
mylifeisbeautiful.fr
mylifeisbeautiful.fr